CARE
Good Care ,
Good Living

CARE
Good Care ,
Good Living

CARE
Good Care ,
Good Living

CARE
Good Care ,
Good Living

CARE
Good Care ,
Good Living

care 22

最高肌密

作　　者：陳亮恭／劉力幗／謝宛玲
責任編輯：劉鈴慧
美術設計：何萍萍
插　　畫：小瓶仔
法律顧問：全理法律事務所董安丹律師
出 版 者：大塊文化出版股份有限公司
　　　　　台北市10550南京東路四段25號11樓
　　　　　www.locuspublishing.com
讀者服務專線：0800-006689
TEL：(02) 87123898　FAX：(02) 87123897
郵撥帳號：18955675
戶　　名：大塊文化出版股份有限公司

總 經 銷：大和書報圖書股份有限公司
地　　址：新北市新莊區五股工業區五工五路2號
　　　　　TEL：(02) 89902588 (代表號)　FAX：(02) 22901658
製　　版：瑞豐實業股份有限公司
初版一刷：2012年11月
定　　價：新台幣280元
ISBN：978-986-213-377-4
Printed in Taiwan

最高肌密

作者：陳亮恭

劉力幗／謝宛玲

目錄

序

肌，不可失

陳亮恭／自序

老，什麼是老？

若以生物學的角度來看，老化就是累積性的身體功能損傷，直到死亡的那天的過程。當然，生命不是那麼單純的，無法僅以生物性的面向來思考年齡的議題。然而，老化所伴隨的身心功能下降卻是不爭的事實，無論採取多正面的角度觀之，老化本身帶來的身心功能退化往往是負面的觀感，且老化的過程無法逆轉，也是讓人挫折的地方。

然而，即便老會帶來令人失望的身心功能退化，活出人生的意義，卻不受到歲數的影響，是值得一輩子持續努力的方向。世界各國的學者對於老化提出了不同的思考，也提出了不同的理論，其中最被廣泛應用的便是「成功老化」（Successful Aging）的想法，裡面的重點在於老化的過程中維持妥善的身心功能、預防疾病與享受個人生活，

若能更積極的參與社會，便稱為「活躍老化」（Active Aging）。

　　世界各國回顧老年民眾身體功能退化的原因，發現有幾大系統具有絕對的重要性，包括視覺與聽覺的感官系統、神經系統與骨骼肌肉系統，其中，骨骼肌肉系統的重要性，近年來受到廣泛的重視。骨骼肌肉系統在過去往往只看重退化性關節炎與骨質疏鬆，卻忘了另一個重要的部分——肌肉。

　　肌肉是人類在老化過程中質量喪失最多的部分，從20 歲到 70 歲足足可能喪失達 40%，若是有疾病因素將造成更大的影響。因此，近年來出現了一個新的名詞——肌少症（Sarcopenia），顧名思義就是肌肉減少的意思，而在這裡所指的減少包括質量與力量兩方面的下降。

　　肌肉是一個動態平衡的器官，每天都有新的肌肉纖維合成，也有肌肉纖維被分解。肌肉的製造需要有充分的蛋白質與抗重力的運動，而疾病的因素與活動量減少均會加速肌肉的流失。

　　整體而言，若肌肉流失的量比合成的量多，就容易造成肌肉質量的流失，進而減少肌肉的力量，人就會顯得無

力、疲倦、姿態不穩，甚至於容易跌倒與增加住院和死亡的機會。與其他器官老化的不同之處，在於肌少症是有機會透過妥善的介入而獲得改善，只要肌肉的質量與力量能夠提升，老年人那種老態龍鍾、倦怠無力的現象也就可以獲得改善。

　　肌少症是一個全新的名詞，但未來的重要性不言而喻，也是健康老化、成功老化與活躍老化的基礎，如果一個人的活動力無法維持，又如何能獲得妥善的老年生活呢？

　　本書針對目前全世界非常熱門的肌少症介紹，除了單純的推廣新知之外，更重要的是提倡一個更周全的養生方式與目標，希望能藉此提升銀髮族民眾的健康，也能夠達到抗老的目的。

第一章

當身體脂肪越來越多

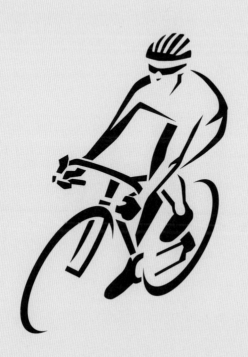

人的一生中，肌肉流失與功能減退，大概可說是伴隨年齡增長，最顯著的身體結構變化了。

　　從20歲到70歲，肌肉的質量整個減少40％，從30歲起到70歲之間，每10年平均約掉6％，60歲之後，肌肉量每年下降1.4到2.5％，隨著年齡增加，肌肉的流失速度越快。

　　也許你會追問：「怎麼可能？我的體重，一直維持得還算穩定呀！」

體重沒什麼變化，
肌肉怎麼可能大量流失

　　大家對「老」，有很多不同的形容，我們過去談老化常是「用單一器官功能角度」去談的，事實上一個人的老化會是整體的進展，老的樣子有幾個共同的特色，除了頭髮白、長皺紋的外表之外，有一個最大的差別，就是行動能力的下降，活動不再那麼俐落靈活了。而這種生活行動能力、生活功能的自理能力下降，其實也是現代人非常擔心的問題，害怕老來變得臥床不起、或是得坐輪椅、無法行動自如，時時處處都需要人照顧，這是現代人共同的恐懼。

　　這些變化當然有部分是來自於疾病因素，比方中風，可是撇開這些疾病因素，有非常多的老人家即便沒有罹患那麼嚴重的疾病，在老化的過程當中，終究還是會出現行動不便的症狀，像是肢體力量不夠、走路走不穩、走不遠

等等的情況。這些現象在老化的過程當中，常被歸類為「一般正常的老化」，所以沒有花太多精神去追根究底，誤認為老人就應該是這副樣子，可是近年來，有非常多的研究觀察到：

　　老人如果發現生活功能、走路、行動狀況開始退步的時候，其實他在未來發生一些健康危害事件，比如說住院、跌倒、骨折、死亡的風險都可能會增加。用這個概念回頭去看，我們希望人生最後能安然頤養天年，應該是期待「生活品質」在人生的各階段都能盡量的極大化。

平均肌肉質量隨著年齡增長的下降

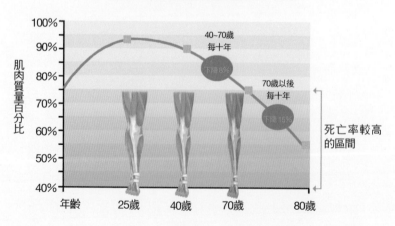

資料來源：榮總高齡醫學中心／提供

以醫學角度來說，我們在照顧老化的過程當中，已經不只是單純追求「要延長多長的壽命」，而是希望延長的銀髮歲月「能有好的生活品質」！

　　這是研究高齡醫學各界要求的普遍作為，以芬蘭活躍老化的計畫為例，其中備受各國推崇的做法是：希望人生只有「在死亡前的二個星期」才不得已必須躺床。如果要達到這個目標，我們必須要把過去認為是正常老化的觀念做個調整，例如走路越來越慢，不代表就是一個正常的老化現象，因為在「走路越來越慢」這件事的背後，潛藏著備受關注的新興議題：「肌少症」。

　　以前大家看到長者行動遲緩不俐落，想到的是骨質疏鬆、退化性關節炎，可是事實上卻不完全是這些因素。一個人的活動能力，會驅使身體去走路、去移動，當然骨骼關節非常重要，然而基本帶動著骨頭跟關節在活動的，其實是肌肉。

　　骨骼雖然是人體的重要支撐，但肌肉分擔著部分的力量，在過去的研究中都被忽略掉了，傳統的焦點只注意到骨質疏鬆，但是近期的研究報告顯示骨骼肌對於人類健康與老化的重要性，遠超過人們過去所理解的。

　　有人對於肌少症的現象會有懷疑：20 歲到 70 歲之間，我的體重可能沒什麼變化，一直都保持得相當穩定，甚至多數人中年之後，體重還會如戲稱「不重則不威」的增加。既然如此，那肌肉的質量，怎麼可能會掉到 40% 那麼多？所以重點在於：

　　老化過程當中「身體組成」的改變，是「脂肪越來越多，肌肉越來越少」，以至於表面上看起來，覺得體重沒什麼變，可是身體的活動能力、肌耐力跟心肺功能，其實是在退化，肌肉的力量不足，也加重了骨頭、關節的負擔，造成經常莫名的腰痠背痛。

　　近年來，醫界在在證實骨骼肌不是一個單純的運動器官，好像只是去支撐、幫忙身體運動；事實並不完全是這樣，肌肉還扮演著與新陳代謝相關的一些功能，比如人體蛋白質的儲存、調整血糖的代謝、產生能量的來源等等，肌肉有著非常多重的重要的角色。如果肌肉的量減少，甚至會導致身體能量的儲存也不太夠，會讓人沒有辦法去執行很多日常生活一般性的活動。

　　肌少症，這些年被醫界警覺不能把它視為一個正常老化的過程，如果老來期望的生活目標，是能達到像芬蘭成功老化的那個概念：「人生持續運動直到死亡前二個星期，才開始必須躺床」的話，就必須要盡量去維持身上肌肉具有一定的力量。

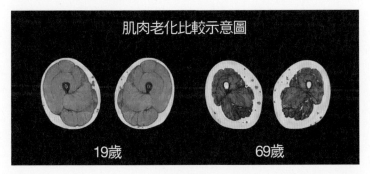

資料來源：榮總高齡醫學中心／提供

許多因老化而導致的疾病，例如傳統講到退化性關節炎，到最嚴重時就是要換人工關節；或是骨質疏鬆，除了藥物治療、動手術之外、還有可能必須使用一些輔具。但是——

肌少症這件事，讓醫界覺得比較興奮的地方，是這個現象可能是「可逆」的，也就是說透過醫病合作，病人可以停損肌肉流失、甚至把肌肉質量再「練」回來。這種情形，就像年輕人在健身的過程中，透過適當的鍛鍊介入，肌肉的力量是可以保持甚至變強壯的。

這比起傳統講到退化性關節炎，不是換關節就是得長期吃藥來說，肌少症對於醫界有另外不同的啟發。而這一兩年的研究，發現我們確實有辦法讓弱肌變強壯，透過比較高量的蛋白質補充跟充足經過設計的運動，是可以把肌肉的力量增加起來的。

肌肉力量增加，會有什麼差別？

在人口長壽聞名的日本所做的研究，發現即便是九十幾歲，骨質疏鬆彎腰駝背的獨居老太太，之前上街買菜要推著具有類似輪椅功能的菜籃車出門，在經過適當的鍛鍊與營養補充之後，她可以站得比較直、比較耐走，無需任何協助便可以自己上街買東西，這樣的進步對老人家的生活品質就改善了很多。

肌肉量增加了，不僅改善身體組成，減少體脂肪、提升骨質健康、增加肌肉質量、改善新陳代謝；同時也減少糖尿病、高血壓、冠狀動脈心臟病的發生。所以即便你現在還年輕，也都必須這樣持之以恆的來維持一生的健康。台灣成人建議的標準身體質量指數 BMI，應介於 18.5 與 24 之間；BMI 的計算方式如下：

- 假設體重 72 公斤，身高 180 公分
  算式為：72÷1.8÷1.8=22.22，BMI 值是標準的。
- 如果體重一樣 72 公斤，身高是 170 公分
  BMI=72÷1.7÷1.7=24.9，那就體重過重了。

你不妨也算一下自己的 BMI 值，是屬於哪一個階段：

- 小於 18.5，體重過輕。
- 大於 23，體重過重。
- 大於 25，肥胖。

　另一種簡易評估體態的方式，則是測量腰圍：男性腰圍超過 35 吋（90 公分），女性腰圍超過 31 吋（80 公分）便為肥胖，未來發生糖尿病與心血管疾病的機會將會大幅增加。

　根據台灣老人國民營養健康訪問調查結果：高齡長者的肥胖，整體盛行率為 17.2%，男性為 13.6%，女性 21.4%，老年婦女的肥胖率是高於男性的。而內政部最新估計，民國 98 年國人男女平均壽命相差 6.6 歲，女人比男人多活了將近七年，老來，不但要活得久，生活也要活得有品質，有實證醫學的健康新知，真的要多加認識。

世界衛生組織計算標準體重方法

- 男性＝〔身高（公分）－ 80〕× 0.7
- 女性＝〔身高（公分）－ 70〕× 0.6
- 健美體重＝19× 身高（公尺）的平方
- 健康體重＝21× 身高（公尺）的平方

● 理想體重 =22× 身高（公尺）的平方

　　一般來說，依據體脂肪的分布，可分為上半身和下半身的肥胖，上身肥胖型容易有心血管疾病、高血壓、糖尿病等慢性病的危險。平時可利用腰圍與臀圍比例來判斷，若男性比值大於 0.9，女性大於 0.85，則為上身肥胖。雖然說皮下脂肪層具有保溫的功用，但厚度增加也反映出體內的脂肪增多了。腰圍與臀圍的比值，可作為人體脂肪分布的指標，當過多脂肪屯積於腰間時，會與罹患慢性疾病有關。

走路速度，
可以預測老年人存活的時間

　　隨著年紀的增加，即使體重不變，身體組成也會逐漸的改變，脂肪比例會增加；這些脂肪主要堆積在肌肉組織間、腹部臟器層、器官上。肌肉組織會減少，肌肉的品質比如肌纖維大小、數量的減少，肌蛋白的合成降低，粒線體的功能退化，整體造成瘦肉質量的減少，這就形成了所謂的肌少症。

　　經過持之以恆適當的鍛鍊，肌肉的力量是有機會回復的，即便已年過半百，肌力還是能透過積極的訓練來改善，不像談到其他器官的老化，有時只能眼睜睜的看著功能一路下滑，幾乎就是無解。

　　歐洲肌少症研究團隊在 2010 年發表對於肌少症的定義，包括肌肉質量減少，合併肌肉力量下降或行動能力變差，並且利用「行走的速度」以及「握力」作為肌少症篩

檢的一部分。大於65歲的老人，若有行走速度變慢、或握力變差的情況，則需進一步分析身體組成的肌肉質量，若同時有肌肉質量變少的情形，便是肌少症。

● 歐盟建議針對肌少症篩檢的流程

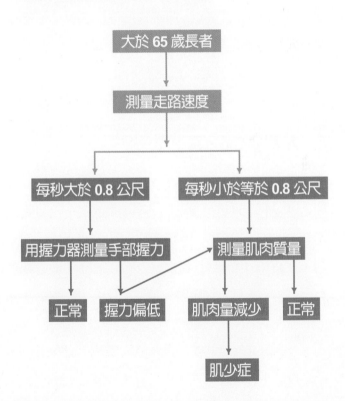

肌肉力量的強弱，是老年生活品質的關鍵，會牽涉到對於老化的行動力表現，像是老態龍鍾、舉步維艱、步履蹣跚等等，原來大家習以為常的這些，其實不能當作是「正常老化」的過程。

人老腿先老，養生先養腳

「人老腿先老，養生先養腳！」是北京一些中醫師引用古話說的，意思是說一個上了年紀的人，只要他走路腿是有力的話，這個人就不算老。如果轉換作西方研究來講，在 2011 年，有一篇很重要的文獻發表，是美國把所有老人的資料做一個彙整，發現老年人走路的速度可以預測他的存活時間。

這個研究的目的並不是叫老人去競走或賽跑，測量標準是以他平常走路的速度來估算，一個人走路的速度當然會受到很多因素的影響，包括疾病與體能等，但是用走路

走得好與否來評估整體的健康，是滿耐人尋味的。這篇文獻報告發現：

平常走路速度越快的老人家，他的預期存活時間就越長，跟中醫學講的「人老腿先老，養生先養腳！」概念非常的像，跟肌少症的概念也是吻合的。

　　人的身體組成可分為脂肪組織和淨體重，淨體重包括了肌肉、骨骼、內臟，及其他的結締組織。體內脂肪大致可分為「必要性脂肪」，指的是附著在例如肝臟、肺臟、腎臟、肌肉等組織上，有助於臟器正常機能的運轉。而「儲存性脂肪」大多堆積存於皮下。當體內的脂肪過多且逐漸堆積在內臟器官之中，便形成所謂的內臟脂肪堆積，例如脂肪肝，是發展成為種種疾病的原因。

　　人身體質量的來源大概就是脂肪、蛋白質、水分、骨頭……老化的過程當中，慢慢的體內水分會減少、肌肉會

減少、骨質會減少，但脂肪會增加。所以老來體重幾乎沒有什麼太大的改變，或是有可能在 65 歲之後，每一年會瘦大概半公斤，這算正常老化。

　　但 65 歲之後，即使每年輕微的體重減輕屬於可以接受的正常老化範圍，可是慢慢瘦下來的，其實也都不是瘦到脂肪，所以老化後的身體組成，比較麻煩的就是脂肪的比例增加。這樣一個老化的過程，肌少症的狀況加重了，醫師就必須要去傷腦筋、想辦法，做一些事情改變這樣身體組成的變化。

老年人身體明顯的變化

- 健康姿勢
  強而有力的腿
- 體弱姿勢
  腿無力伸直

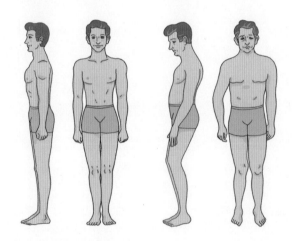

- 心肺功能系統衰退。
- 肌肉骨骼系統退化。
- 聽力、視力、記憶力減弱。
- 平衡反應變慢。
- 行為活動遲緩。
- 情緒或精神上失調。

肌肉，
身體能量儲存的倉庫

　　明明才四十多歲，應該是人生中體能的金色年華，可是四肢常覺疲累，沉重得很，總覺得不來勁兒。這種情形，其實跟肌肉的質量是有關係的，以前大家認爲肌肉只有一個功能：運動！可是近年來發現並非如此：

　　肌肉對於能量的代謝很重要，我們進食後血糖會上升，而血糖會進一步轉換成肝醣，肝醣有兩個地方儲存，一個是肝臟，另一個就是肌肉。

　　肌肉跟肝臟對於人體能量來講，是一個倉庫，哪天身體需要能量的時候，就會從倉庫拿出來使用。這個倉庫如

果只有肝臟，其實不太夠，光靠肝臟沒有辦法儲存這麼多的能量，所以需要靠肌肉的量來協助。這就發現，其實肌肉的質量，跟能量的儲存、代謝是很有關係的。

此外，有一些發炎狀況，比如慢性發炎、動脈硬化比較嚴重的人，會因為這些發炎反應而使得肌肉隨之變得比較萎縮。有慢性發炎的這些人，當然有他的病理機轉，理論上一般來說，人身上肌肉的量，假設有很好的維持跟鍛鍊的話，在六七十歲以前，應該可以維持得差不多。

從肌肉幹細胞的角度去看，我們人的肌肉骨骼肌旁邊，會有一些自己肌肉的幹細胞存在那裡，隨時去補充。人體的肌肉是動態組織，如果有些損傷就會減少，但適當的鍛鍊跟運動就會增加，也就是說肌肉組織是可以補回來的，這個動態的過程中，當然就靠幹細胞去維持。

在慢性發炎比較嚴重、動脈硬化比較厲害、糖尿病或是胰島素的抗性比較高的人身上，幹細胞的數量會減少，疾病會誘發幹細胞自發性死亡，肌肉跟著就會萎縮，肌肉質量就越來越不好。剛剛提過骨骼肌是一個儲存能量的倉庫，當肌肉的量減少了之後，吃進去的血糖轉換成肝醣，

儲存的空間就減少了。肝臟存滿了肝醣又沒有那麼多的空間，沒有地方存的時候，肝醣就只好再變回成血糖，造成飯後血糖的上升。

也就是說，假設身體裡有很多的血糖，透過一些作用變成肝醣，肝醣有倉庫存放當然就會存著，當沒有地方儲存，而這些肝醣又過多，只好又透過其他機轉再轉回來變成血糖。所以有一些人，你看他瘦瘦的也有糖尿病，這裡面有非常多因素，瘦瘦的糖尿病一方面可能有胰臟的功能不好的問題，或先天胰臟的胰島素功能就不太好，但是肌肉扮演的調控作用非常重要，也有可能是肌肉的質量出了問題。

因為事關能量的代謝，這些年科學界對於肌肉的角色重新評估，不再是只有單純的運動功能，發現肌肉對於調控人體的能量以及血糖，有滿大的重要性。這部分也會影響心肺功能跟肌耐力，中年人會提不起勁的

原因，其實有很大一部分是因為肌耐力跟心肺功能不足。

　　影響肌耐力的因素很多，例如肌耐力會因日常生活中經常的使用而增加。相對年齡逐漸地增加，會使肌肉組織的功能逐漸退化，如果再加上平時運動機會減少，肌耐力的表現當然會逐漸降低。

　　一般成年人，平常生活若是單純的上下班，活動量不大，會覺得體力還夠用，偶爾去運動一下，可能會感覺肌肉痠痛，休息過後似乎就好了、沒事了，但整個肌耐力跟心肺功能，是在不自覺的慢慢往下掉。

　　當稍微多做一點點的運動，或是走路稍微走快一些的時候，比如說趕車跑幾步路或是趕時間去哪裡，會開始覺得喘、沒力氣的感覺會出現；會覺得自己的體力不如從前，這便是跟心肺功能、肌耐力的下降有關；好在肺功能、肌耐力這兩項功能，是練得回來的，也就是說只要有心，做好生活型態的調整，是可以恢復過來的。

　　當肌耐力衰退時，肌肉本身往往無法勝任日常的活動及工作的負荷，容易產生肌肉疲勞及疼痛的現象，而最直接的解決之道，即是規律的從事肌力訓練。如此不僅能改

善肌肉疲勞痠痛的問題，也能提升基礎代謝率、增進骨骼密度、穩定血糖濃度、促進神經纖維增生、延緩身體老化等。

人到了一定的年紀，心肺功能與肌耐力如果不做調養，新陳代謝速率會跟著減慢，肌肉的量再減少的話，慢性發炎的狀況會增加；增加之後又會讓骨骼肌的幹細胞也會跟著加速死亡。理論上如果一切都正常，透過很健康的生活方式，沒有病理因素的介入，一般人肌肉幹細胞在差不多 70 歲以前，都還維持著滿穩定的數量。

可是臨床觀察到現實面並非如此，有很多是生活型態的問題，有一些是疾病的因素，如果說可以達到從生理上，老天爺設計給我們身體的幹細胞數量角度去衡量的話，理論上人在六七十歲之前，應該是都可以維持很好的生活功能，可是現代人卻不是這個樣子。

就老化的過程來看，男女有一個很大的根本差異：女性經歷更年期的過程，所以身體組成的改變，會比男性早一點。在肌少症的研究當中，發現年紀越大的時候，肌少症的男性就越來越多，這牽涉到原本的肌肉量有多少。女性可能原本肌肉的量就比較少，再加上經歷了更年期那段時間，身體組成發生改變，所以她本來的肌肉量已經較男性低，隨著年紀越來越大，肌肉的量已經維持在一個相對的低點，所以她肌肉量下降的速度不會再多了。

可是男性本來的肌肉量就比較多，又沒有女性更年期那般明顯身體組成改變的時期，所以他是慢慢一步步往後退，一路退到差不多七八十歲的時候，肌少症的比例男性會超過女性。所以在六七十歲這段時間，肌少症大概是女性稍微多一點，男生反而在七八十歲之後的肌少症狀況會比女性多。原本男女的肌肉量就有差別，不過對於健康的影響是一樣的。

肌力訓練基本原則

肌力的訓練即便是從年輕開始，應有些基本原則仍需按部就班的來，不要躁進或好高騖遠，以免受傷：

● 超負荷原則

當肌群受到比原本的肌力水準還要高的訓練強度或訓練量時，會刺激組織的成長，增進肌力水準。但需注意不要造成過度訓練，事先要完整地評估日常的體能活動情況和運動能力。

● 漸進性原則

體能各方面的進步，絕對不會因為幾次的訓練就大幅地成長，在肌力訓練的過程中，需逐步調高訓練次數，例如伏地挺身、推舉槓鈴、啞鈴等這類的阻抗運動，過度逞強，只會造成肌肉痠痛甚至筋骨受傷。

● 特殊化原則

不論是心肺耐力訓練、伸展操或肌力訓練的方式各有所不同，自然會有不同的訓練成果。肌耐力的訓練多以「低強度、高反覆次數」的方式來做，肌力訓練的動作模式要盡可能地與實際的運動動作相符，比如用力時的關節角度、速度等。

● 個別化原則

肌肉生理適應能力和生活型態等每個人不盡相同，需求也不一樣，所以不同的個人，應有不同的訓練計畫。訓

練前完整的評估是很重要的，否則不僅事倍功半，還可能造成運動傷害的問題。在訓練肌耐力時，通常會以最大肌力的 40%-70% 重量，反覆做 12 次以上，訓練 3-6 回合。每個肌群做完後要休息 2-3 天才能再做，不然過度訓練肌力也不會增加。

● 一般性原則

完整的熱身與緩和運動絕不可省略；要充分了解運動器材或徒手動作正確的操作方式；訓練過程中，應配合呼吸，不可閉氣。身體各肌群應保持均衡的發展，應兼顧各大肌群，相似肌群的動作應加以間隔，讓剛訓練過的肌群有適當的休息時間。

在安排訓練動作時，應先練大肌群後小肌群，因為小肌群較容易疲勞，若先訓練小肌群，可能造成之後的大肌群訓練雖然還沒達到超負荷的程度，卻已無法完成動作。適當的安全防護措施不容忽略，例如在做仰臥推舉時，一旁應有人護槓。

每次運動完記得要補充蛋白質，運動時會消耗脂肪與肌肉，約是 7：3 或 8：2，所以運動後要補充適當蛋白質，讓肌肉長回來。但不要吃太多碳水化合物或油炸食物，那

反而讓脂肪也跟著一起長回來。

　　建議每次健身訓練完，一小時內可喝 300-500CC 低脂或脫脂牛奶；白煮蛋 1-2 個，若是怕膽固醇太高，可只吃蛋白部分。如果是發育中的青少年或想練肌肉的人，需要攝取更多的蛋白質與鈣質，運動後可再增加吃雞塊或魚塊 4-6 塊，每星期要累積曬 2 小時以上的太陽，讓體內膽固醇轉換成維他命 D，才能夠長高又長壯，同時增強骨質密度。

什麼是「肌耐力」

　　依據肌肉運動的反覆動作或持續次數、距離時間，來計算肌肉的工作負荷量，就是肌耐力。當肌力和肌耐力衰退時，肌肉本身往往無法勝任日常活動或緊張的工作負荷，便容易產生肌肉疲勞、痠痛的現象。

　　讓我們先了解這幾個名詞：

肌力

　　是指肌肉在「對抗阻力時」所發出的力量；一般是肌肉在一次作用時，如提、拿重物時，所能產生的最大力量。

　　如果擁有強壯的肌力，就可以輕鬆地完成許多吃力的動作。肌力又分一般肌力、肌耐力、最大肌力、特殊肌力、絕對肌力、相對肌力、保留肌力與爆發力。研究發現

年齡 20 歲 -30 歲時肌肉的力量，達到一生中的最高峰，
30 歲以後便逐漸降低；65 歲時的平均肌力約爲 20 至 30
歲時的 80%。

肌耐力

是指肌肉維持使用某一程度力量時，所能持續用力的
時間或反覆次數。

若能培養出良好的肌耐力，便能增進身體持續運動的
時間。肌耐力可因運動刺激或經常使用而增加；相對也會
因年齡的增加，肌肉組織功能逐漸退化，再加上高強度活
動機會減少，肌耐力的表現會逐漸降低，這也就是爲什麼
年輕時提 30 公斤的物品是一件輕而易舉的事，而老來力
不從心的原因。

柔軟度

是影響肌耐力的重要因素之一。人能自在運動，除了
關節的結構外，還有肌肉、肌腱、韌帶、軟骨組織等。柔
軟度好，表示肢體的彎曲、伸展、扭轉等動作較輕鬆自
如，肌肉、關節、骨頭較不易因用力失控而受傷。

心肺耐力

如果一個人的心肺耐力比較好，除了運動時可持續較久外，日常生活及工作較不易疲倦，腦細胞更具活力，相對不論是學習或工作上，當然會更有效率，也同時可避免心臟病、各種血管疾病，減低肥胖機率。

很多的老人，看起來覺得他是健康的，覺得他好像沒有什麼病，可是外表乾乾瘦瘦的，這些老人常自己敘述：「整天覺得很疲倦，走路走不快，爬個樓梯就會喘。」這些老人沒有什麼心肺疾病，可是常常有「喘」的感覺或表現出喘的樣子，其實就是肌少症所造成的一些結果。

因為肌肉的量減少，走路就走不好，行動力下降之後，肌耐力也沒有了，心肺功能當然也就跟著退步了。

　　所以老人家讓人覺得「很虛弱」的感覺，就會顯現出來。二十年前，有些國外的專家對這些老人的敘述，都認為是正常的，老人家本來就該會是這樣；可是現在醫界對於老的觀念改變了，不會也不該把這種現象習以為常不去處理，現在應該要盡量及早去介入，讓肌少症盡量不要出現。

人體主要肌群

　　包括胸部、背部、肩部、肱二頭肌、肱三頭肌、腿部以及腹、下背部肌群。上半身最重要的是胸部肌群，主要包含胸大肌、胸小肌以及前鋸肌。男性朋友胸大肌只要養成習慣做伏地挺身一段時間後，便不難擁有厚實的胸膛。背部肌群是由闊背肌、脊柱站立肌群所組成，一般訓練背肌是搭配胸部肌群來做，藉由推拉原理，達到穩定上半身的效果。

　　肩部肌群則由三角肌以及斜方肌所構成，肩膀肌肉伴隨的是手臂與上身的活動；肩部關節的構造功能，為了方便活動，會呈現比較鬆弛的狀態；因此也由於手臂的經常使用，使得肩部的受傷機會相對的提高。以投擲動作來

說，如果使用不當，很容易拉傷肩部肌肉與動搖韌帶的穩定性，造成肩部關節的傷害。

肱二頭肌，位於人體手臂上肢部位的肌肉，也是上肢最重要的肌群之一，主要是讓手臂彎曲用力，協助背部肌群對外的活動力。肱三頭肌位於手上臂的後方，是手臂的推撐用力，以及協助胸部肌群對外的運動。我們不論是在跑、走、蹲、站的一切活動，樣樣都需要運用腿部的肌群。像慢跑，即是常見有效訓練腿部肌群的運動項目。

至於腹部肌群，主要是由腹內斜肌、腹外斜肌以及腹直肌所構成。是很多人在乎的體態部位之一，女生希望可以平坦沒贅肉，男生則巴望最好能練出個幾塊腹肌，就更強壯了。腹肌的功能構造是屬於維持穩定體態的肌群，訓練方法就必須是「高次數、低強度」的訓練模式。

以常見的「仰臥起坐」來說，緩慢的訓練並將時間拉長，便能有訓練效果呈現；而快速的反覆動作只會快速累積疲勞，反而失去運動的目的。大家都清楚，腹部是最容易堆積脂肪的部位，一旦腹部脂肪肥大、增多，就很難再瘦下來；所以為了減少已堆積的脂肪，就必須每天維持運動習慣，多訓練才能維持身材或是有機會瘦下來。

肌少症的危險因子

　　肌少症的麻煩，在於肌肉悄悄無聲無息的流失，一般
而言在 30 歲以後，如果不運動鍛鍊，每一年肌肉會減少
1%-2%，60 歲之後減少速度遽增。那麼因肌少症而起的
後續問題如失能、跌倒、功能退化、住院，甚至死亡也難
以倖免。造成肌少症的危險因子包括：

年齡是必然

　　即便你是努力一輩子保持運動的人，還是可能會有肌
少症發生，幹細胞確實到六七十歲之後就自然死亡，所以
老化是一個因素。每一年人都會老一歲，老化是不能調整
的，但是我們可以調整個人的生活習慣與型態來因應。

先天因素

有些來自先天的因素，例如出生體重較低的人可能終生體態是較小的，肌肉流失的影響就會比較大，醫師一般都會針對個案可調整的面向去做改善。

疾病控制

有些疾病會讓人肌肉質量加速流失，最有名的兩個病是「心臟衰竭」與「慢性支氣管炎」。

以心臟衰竭來說，很多心臟衰竭的病人雖然看起來都不瘦，當然常見原因是水腫，病人會因為喘而不太活動，所以雖然胖，他身上整體的肌肉量卻是很少的。肌肉越少的時候，病人一活動就越容易喘，這也是造成很多心臟衰竭病患的「喘」，病因不太容易區分的原因。於是大家就覺得病人一運動就會喘，所以不太鼓勵他運動，但這樣的誤以為是，其實是錯的，因為長期而言，適當的運動對這樣的心臟衰竭患者是有幫助的。

有心肺疾病的人反而需要運動，因為需要把肌肉適當鍛鍊，否則心肺功能與肌耐力一下降，會使疾病的表現更嚴重。

控制不好的慢性病會加速能量的耗損。譬如說，慢性支氣管炎的病人常常在咳嗽或喘，而長期的喘，就是件會耗費能量的事情，牽扯到肌肉的帶動，偏偏耗費能量的這個「喘」，常常不會用到脂肪，而多是蛋白質的損耗。

有一群慢性病人到後來，真的是瘦到連脂肪也沒了，可是有些時候會發現這樣的瘦法，一開始醣分先被用掉後，接著會是蛋白質。蛋白質在人體主要存在肌肉跟內臟器官，身體的機制不會把內臟器官拿來消耗，肌肉便成為第一個被犧牲掉的器官。所以對於有慢性病，卻沒有控制好能量耗損的病人來說，對肌肉的影響是比較大的。

生活型態

生活型態中，有個專有名詞叫「廢用性」，指的是一個人因為不活動或不運動造成身體功能的持續退化，例如退化性關節炎患者，他的肌肉是好的，可是因為關節疼痛而減少活動，因而也不去用到肌肉，沒有肌肉的鍛鍊自然就會出現肌肉的萎縮，這就像健身的概念一樣。

對於年紀大的人來講，有的時候這「廢用性」的問題並不是他不想運動，而是有其他的因素讓他沒辦法運動，這個部分就變成必須針對這些老年人個別不同的困境，要稍微去調整一下，挑他可以做的運動鼓勵他，要能動就多少一定要動一動。

不運動會因廢用性因素而讓肌肉萎縮，很多人即便沒有疾病因素，但每天習慣回家就是窩在沙發上吃吃喝喝看電視懶得起身運動一下，日積月累之下，肌肉的力量隨之下降，後續一連串對健康的影響不可小覷。

社會家庭因素

當年紀慢慢越來越大，因為心血管與代謝疾病的因

素，民眾會習慣性的去減少肉類的攝取，認為這樣是有利於健康的生活型態。以前大家認為西方人就是大量吃肉，使得他們心血管疾病發生率很高；反觀亞洲人的比例明顯較西方人低，亞洲人是澱粉吃得多，所以有一陣子便鼓勵增加澱粉的攝食比例。

可是在人口高齡化結果之下，大家又發現澱粉攝食比例一增加之後，糖尿病的發生率跟著增加，因為澱粉在消化後會變成糖分，當糖分的份量多到處理不掉的時候，會造成很多糖尿病或脂肪肝的傾向。但事實上，這些心血管或糖尿病的患者常常是營養不良的，因為他們攝食的營養不均衡，加上對於膽固醇升高的擔心，造成蛋白質量的攝取非常非常少，所以他們的肌肉質量就不足，由此可見糖尿病跟肌少症是非常有關聯的。

有糖尿病的病人，會因為擔心膽固醇上升而不太吃肉類食物，肌肉量會減少，肌肉量減少又會影

響到前面提過的血糖代謝，所以糖尿病和肌少症這兩個病之間，相互關聯性不小。

有一些人是因為經濟因素，本來攝取的養分裡蛋白質就不夠，或者是照顧的資源不夠，比方有越來越多的獨居老人，他們沒有辦法自己準備三餐，連過日子都有一點困難了，更不必去談什麼飲食均衡的基本養生，這是高齡化社會必須嚴肅以對的課題。

憂鬱與失智

憂鬱的人，基本上活動量都是偏低的、比較不太愛動，不太愛動就會加速肌肉的流失。

失智症的重要性過去覺得只有單純的腦功能退化、記憶退化……但這樣的概念其實是錯的，因為腦退化是全面性的，所以包括運動功能、平衡感各方面也會越來越差，然後活動量也會變差，新陳代謝整個都會減低下來，所以到最後，會造成肌少症的問題。

除了老化跟先天性的基因因素之外，從生活習慣、疾病控制、到社會環境以及心理健康的部分，是我們在日常

生活中便可做調整的。所以這也是高齡醫學的研究者，對
肌少症會覺得比較樂觀的地方，因為有太多方式可以介入
改善，而這種介入是明顯對整體健康有幫助，對生活習慣
明顯有益處的。

第二章

肌少性的肥胖

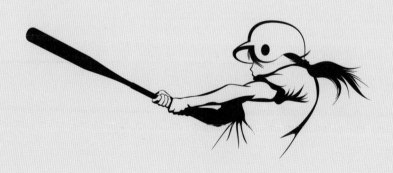

「肌少性的肥胖」，最極端的例子就是相撲選手，他們在當選手的時候都很胖、脂肪很多，因為要參加競賽，所以大家都可以理解他們必須維持這樣的身材。

　　研究發現，這些相撲選手做電腦斷層檢查時，雖然他的脂肪很多，可是都是皮下脂肪；因為運動量很大，參加比賽要靈活的運用撲推技巧，他們的肌肉也都很強壯。

　　但絕大多數的相撲選手退休之後，雖然不需要維持龐大的體態而減重，但瘦下來之後發現，健康狀況居然變差了。他們再去做一次電腦斷層後發現：肌肉的質量因為運動量下降而減少了；其次雖然體重減輕了，脂肪從原本的皮下脂肪，變成對健康影響很大的內臟脂肪。

不想透過積極運動的女性

　　相撲選手的案例，讓醫界對於老化過程有些啓發：

　　當一個人的活動量很足夠，很積極在運動的時候，即便體型是碩壯的，也可能累積皮下脂肪，但肌肉是很強壯的，所以肌肉才有辦法帶動身體。這樣的脂肪堆積相較之下，比起內臟脂肪在健康上的影響小一點。可是當人停下來少運動了、甚至懶得活動了，或者爲了外表，透過不是那麼健康的方式去減重，在運動量相對不足的情況下，肌肉的量反而是被減少了。

　　雖然透過節食、減肥藥或傳言中流行的減肥法去減重瘦身，很多時候表相上體重降下來了，可是存在身上的脂肪，反而變成比較不好的「內臟脂肪」；肌肉質量被減少了，看似減肥有成，卻反而造成比較不好的不當瘦身結果。這個錯誤瘦身觀念「靠節制飲食不運動」，投射到年

輕人，尤其女性比比皆是，台灣的女性有一個特色，在乎自己的體重、關心自己的體態，而又不願意因為運動，而使自己練出強壯的肌肉，喪失女性的體態曲線。

年輕女生減重不能只靠飲食，應該要靠運動

台灣有很多看起來 BMI 值在標準範圍之內的女性，可是身上體脂肪的比例很高。女生的身體組成本來脂肪相對來講就比較高，可是台灣有一些女生的體脂率，可以高到百分之四十幾，而外表看起來仍是體重輕盈，體態窈窕，為什麼呢？因為她雖然想要維持一個好的體態，卻不想透過積極的運動，擔心會練出壯壯的肌肉，她想要有一個女生的嬌美體態。這些女生會有什麼結果？

不想透過積極運動瘦身的女性，年輕時可以維持看似婀娜多姿的窈窕，但更年期之後，這樣子的女生是發胖速度最快的。因為她身上的脂肪細胞量很多，而且本來肌肉就少，所以一旦過了更年期，新陳代謝有明顯的轉變，脂肪的堆積會致使發胖更快。加上肌肉質量又少，就會變成肌少性的肥胖。

　　年輕女生減重，不能只靠飲食，而是應該要加上運動，不然肌肉量會減少，除非減重是用「健康」的方式，用飲食調整加上運動，才有可能消耗掉脂肪。所以現在對於有些年輕人，屬於「肌少型的肥胖」，就是他們身上脂肪量很多，肌肉量卻不多的人想要減重，常常會到一個門檻就卡住、減不下來，這種人的減重，是應該倒過來做，要先調整飲食，先讓肌肉長出來，再做下一步的減重調整。

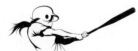

　　　　　　　　　　　　　肌少型肥胖的人想減重，標準策略應該是先做飲食的調整，增加蛋白質飲食攝取跟運動，得把肌肉先養回來。

　　以前不太運動的人，從開始運動之後控制熱量跟增加蛋白質飲食可以瘦下來，可是中間會有一段停滯期，停滯期那段時間，還是要繼續運動鍛鍊肌肉，整個身體的新陳代謝狀態才會被調整回來，等過了停滯期，才有機會再往下瘦。

　　這種健康的減重，是因為減到最後，身體肌肉量是增

加的，脂肪才會減少，單純不想去運動，只靠飲食去調
整，或自己不主動去運動，靠被動式器材甩肉，身上的脂
肪不會不見，反而往往少掉的是蛋白質與肌肉量。

老年人的不當瘦身

提起不當瘦身，就要特別提一下「身體組成」的關係。

一般來說，我們對於老年人的體重減輕還滿擔心的，有非常多的研究認為，老人家如果突然間沒什麼理由瘦下來，健康出狀況的機會比較高，他一定是有個什麼病？要不就是身上哪裡有什麼問題？這種說法也對，理論上老人家體重應該維持正常，應該是穩定的。

站在醫師的立場，老年人減重需要多點考慮

有人也許會反駁：「減重好處多，起碼就對老人家的關節好。」

以公共衛生資料而言，目前我們還看不出體重過重，對於一般老年人健康的影響是正面還是負面？因為——

臨床上看到更多的是老人家如果瘦下來之後，常會突然生一場病就垮了；因為體重與營養狀況在某一個程度上，代表身體面臨疾病挑戰的反應能力。

譬如老人家生了一場病，假設是肺炎或一個感染，需要身體的能量去對抗疾病，當老人家先前因不當減重而瘦下來，通常整個體能反應能力會下降得很厲害，生一場病就垮了。所以我們對老人減重這件事，其實都非常保留，應該要重視的是老年人能維持健康的生活方式，而非僅單純的著眼於體重的數字。

過去的研究告訴我們，老年人如果用不當的方式減重，比方注重外表的節食、刻意的飲食控制，發現老人家只要這樣子一瘦下來之後，整個健康全部就變差了。因為他可能透過不吃東西，或偏食某些東西，造成營養失調、不良，然後整個人體能虛弱了下來。

在門診確實也有很多病人，就是這樣自己想、或人云亦云，也不去求證這說法是否以訛傳訛？是不是真的對健

康是有益的？他便努力減少飲食的攝取來減重，然後減重確實也瘦下來五六公斤後，反而整個人就精神不好，體力很差，一直在看醫生而無法恢復健康。

「我就覺得渾身不對勁、沒力氣、隨便動一下就會喘，再喜歡吃的東西，看了也沒胃口，睡覺、休息也沒用。」老人家會這麼訴苦給醫師聽。

在整個人提不起勁之後，老年人就覺得：「怎麼我瘦下來了，精神、體力也沒有變好？」這時就會以為自己身體一定是生病了。

事實真相是「減重的過程不當」，因為在老人家身體透過不當減重而減掉的體重，大多數是肌肉，而不是我們想減的脂肪。老年人若以不當飲食限制而減重，會覺得整個人的健康變很差，而且補不回來，因為老人家的肌肉，過去在復健醫學領域的概念是：如果今天因為生病或什麼其他原因而減少活動，甚至導致臥床，這期間所流失掉的肌肉量，要花「三倍」的時間才補得回來。

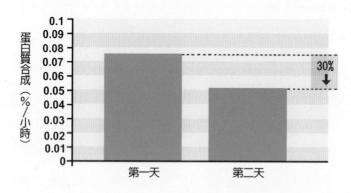

● 老年人在 10 天長期臥床後，肌肉蛋白質合成率變化

資料來源：榮總高齡醫學中心／提供

肌肉就是要透過運動，才能夠保持得住

有個研究很有趣，是比較年輕人跟老人臥床不動的話，肌肉量影響會怎麼樣？

研究過程分別找了一些年輕人、與十來個健康的中老年人，在研究期間通通躺在床上，只有上廁所可以下床。結果，年輕人即便臥床四個禮拜，肌肉的量減少很少，大概只有半公斤而已；老人家卻不一樣，在短短十天的研究過程中，肌肉量的減少超過一公斤，而這還是針對健康的老年人，如果生病或住院的老人家，肌肉流失的程度將會

更明顯。

- 不同年紀的人，因長期住院或臥床，降低肌肉質量的比較

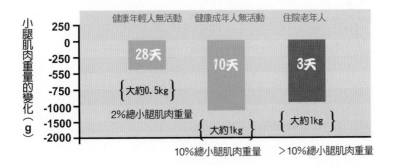

資料來源：榮總高齡醫學中心／提供

　　所以老人家是禁不起臥床的，很多老人家只要生一場病臥床之後，結果一看就老了好幾歲，但這個情況是可以被預防的，即便是生病的療程中，也不是通通僅叫病人臥床休息、千萬別下床走動之類的，該有的基本活動還是要保持，甚至在任何的疾病之後，都需要點時間的復健。

　　就算是病人，只要恢復到能起身的程度，還是多少必須要動一動，多少運動一下，他才能維持健康的一個狀態。如果老人家生病了，急性病又更加耗損身體能量，生

病加上躺床，這也就是爲什麼老人家會住院越住越瘦，然後看起來整個人都消下去的原因。

　　老人家生完病，覺得整個皮都鬆了，整個人看起來就很老，那就是肌肉的量流失了，所以不管從健康、沒有生病到有生病的過程，肌肉量倚靠的活動保持都很重要，唯有這樣才能夠保持一個健康的狀態。

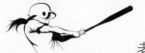

　　　　　　　　　　　　　　老年人的減重，不用刻意在意數字是多少，而是要用醫學實證上對的方式去做，去控制熱量，給予健康飲食，最基本的是要均衡飲食，尤其蛋白質的攝取要充足。

　　老年人應該增加蛋白質的攝取，雖然目前一般的主食都是澱粉居多，但因爲老人的肌肉量會隨著年齡而減少，蛋白質的質量會不夠，所以現在開始增加對老年人蛋白質的補充及保持適度的運動量，可以讓老年人盡量維持健康，不管是生病或平日養生都應該增加蛋白質的攝取，這件事很重要。

富含蛋白質的食物

● **水產**

蝦米、蝦皮、小魚干、牡蠣、牡蠣干、魚脯、草蝦、鹹小卷、花枝、章魚、魚丸、文蛤、白海參、虱目魚、烏魚、肉鯽、鮭魚、魚鬆、秋刀魚。

● **家畜**

豬大里肌、牛腱、豬大排小排、羊肉、豬腳、豬蹄膀、梅花肉、牛腩。

● **家禽**

雞里肉、雞胸肉、雞腿、雞翅、雞排、雞爪。

● **內臟**

牛肚、豬心、豬舌、豬肚、雞心、雞肫、雞肝、豬腰、豬小腸大腸、豬腦、豬血。

● **蛋**

雞蛋白、雞蛋。

● **豆類**

黃豆、毛豆、豆皮、濕豆腐皮、豆腐乳、臭豆腐、豆漿、麵腸、烤麩、豆枝、干絲、百頁、百頁結、油豆

腐、豆豉、豆干、素雞、黃豆干、傳統板豆腐、嫩豆
腐、麵筋泡。

三大營養素

食物的熱量主要來自蛋白質、脂肪、醣類三大營養
素，為了方便了解所吃的食物營養狀況，依照食物所含營
養素的特性，歸別為：

● **蛋白質含量比較高的食物**

泛指蛋類、豆類、魚類、肉類及奶類。含脂肪比例高
的稱為油脂類，比方做菜選用的是哪種油。

● **醣類或稱澱粉類**

比較高含量的食物為五穀根莖類，也是大家熟悉的主
食類。

● **蔬菜類**

不含脂肪，含少量蛋白質與少量醣類。

● **水果**

則不含蛋白質也不含脂肪，但含有醣類。

對於肥胖的老人，若單純以每天減少約 250-750 大卡

的飲食方式來減重，是可以達到減重的效果，但除了減少脂肪外，部分肌肉組織也同時減少了；如果加上運動，不論是有氧運動或低阻抗運動，那麼肌肉組織將可保存更多，體重與肌肉流失的比率可以從 24％下降至 11％。

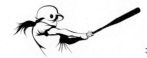

　　　　　　　　　老人體重的減輕多少會伴隨著 r 肌肉流失，但肌肉的力量可以盡量透過運動而保存。

　　如果單純以運動來減重，體重的減少雖然不明顯，但可以改變身體組成，甚至有一部分的人肌肉質量會增加，變強壯起來，相對也提升了平衡感、走路速度、和肌力等等活動能力與個人主動持續運動的意願。

不管是什麼病，
最後帶走老人的常常是肺炎

　　對老人醫學比較有研究的醫師們，對於叫老年人減重這件事是有疑慮的！因為該在意的是「健康的生活習慣」，而非單純體重的數字。

　　老人家注重健康飲食，適量去運動，都是好的；但是目標不在於「要減掉多少體重」，所以現在學術界對於老年人減重的態度仍然有所爭議，而前提是必須盡量維持健康的生活方式。

　　對於一般稍微過重或肥胖的老年人，如果他已經就這樣一輩子了，這種老人家的胖，沒有在中年的時候發生心血管或代謝疾病，可能在其先天基因上有一些保護，反而

一旦刻意去瘦下來之後，正常的體力就沒有了。

疾病的預防，是要一段時間才能看到效果

西方人有個說法：「老年人這一輩子最好的朋友，是肺炎。」臨床上我們常見到，老年人往往不管有什麼慢性病，最後帶走人的，常常都是肺炎感染造成的後果。

醫師在書寫死亡病人的病歷死因時，雖然常常是寫癌症或其他急重症，可是其實很多人最後是死於感染症，很多時候老人家對於感染症的抵抗力是大幅下降。舉大家最熟悉的流感為例，為什麼流感疫苗老年人優先施打？就是他們身體的抵抗力跟免疫力，是比較難以去應對流感侵襲的。年輕人得到流感可能會睡個幾天、肌肉痠痛……可是老人家卻可能變成肺炎，必須入住加護病房。

同樣的病毒，人體的反應能力不盡相同，一個健康狀況原本不錯的老年人，透過不健康的方式瘦下來之後，他對抗疾病的能力可能會相對變差，就越承受不了諸如感染這些事。所以在要求老人家減重前，有的時候要先考慮清楚：如果希望他減重，是減少心臟病、糖尿病等等的發生，疾病的預防，是要一段時間才能看到效果。可是一旦

老人家突然刻意用不健康的方式瘦下來，之後一次流感突襲可能就會發生不測。人年紀越大，越接近生命末期的那段時間，會發生什麼事誰都難以預知。

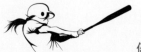

　　　　　　　　　健康促進的減重概念，在人生各個階段談都是可以的，唯獨在老年人的這個階段比較有爭議。

　　如果減重是在 40 歲談，以現代人平均壽命 80 歲為基準，就算要花十年、十幾年效果才出來都值得，因為後面還有很長的人生。

　　可是當 70 歲了，以現在平均歲數預期還可以再活個十幾年、二十年，到了年紀很大時才來做這些健康促進的行動，假設還要十年才看得到健康促進的效果，是否能確定這位老年人的人生，還有這麼長的時間？足以發揮預防保健的效果？

　　而且這十年間會不會發生其他的問題，比如說肺炎，會不會本來應有足夠的體力去對抗肺炎感染，現在因為刻

意減重，抵抗力就弱掉了，這是個問號；所以全球的老年
醫學界，對於老年人不當減重是有疑慮的。

　　爲 BMI 值破表而減重是對的，可是對於一般稍微過
重或有點肥胖的老年人，如果他已經就這樣一輩子了，換
句話說，這種老人家的胖，不是因爲老了、有歲數了才發
胖。想想，如果體重比較重的人，健康風險很多時候在中
年時期就有了，比如糖尿病或是心臟病；可是一路到老
年，也沒發病也沒什麼不對勁，其實在先天基因上，可能
有一些保護，反而一旦刻意去瘦下來之後，正常的體力就
沒有了。

「均衡飲食」與「持續運動」的調控

　　針對老年人的減重，醫師的做法不用減重去切入，我
們會用「均衡飲食與持續運動」來調控，用運動來改善健
康，目的不只是在於減掉多少體重。

　　如果這兩件事情都做到了，順便瘦了一點這沒什麼不
好，這起碼是健康的減重。臨床上發現老年人如果是用不
健康的方式減重，那肌肉量瘦非常大，雖然老年人即便是
用很健康的方式減重，肌肉量還是會減少，但有一個好

處，用健康的方式減重，肌肉量雖然減少，可是力量沒有喪失，肌力還是存在的。

　　若用不健康的方式減重，除了肌肉流失掉很多，幾乎減不到脂肪；用健康的方式減重，是用適當運動、用均衡飲食在做健康促進，雖然整體下來肌肉還是會減少一點，可是肌力可以保持很好，走路的速度會更穩妥、活動能力、生活自理品質會提升，反而是更健康的。

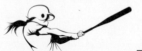

　　一般人很習慣用教科書上學的，或是傳統健康知識來判斷老人家的健康，可是那些概念，對象是「中年」人或是「年輕」人，並不是針對七八十歲這一群老人！

　　現在很多預防保健疾病治療的對象，談的是中年人，但人會變老，問題是老了之後，很多醫師或是健康促進的專家學者，仍然還是用那個對象是「中年」人或是「年輕」人的健康訴求觀念，去看待七八十歲的老人，這是錯誤的思考邏輯！

　　僅用過去在健康成年人身上所獲得的知識去應用在完

全不同狀況的老年人身上，可能會讓老年人變得更不健康，這就是必須現在要去調整一個很重要的方向，這也是為什麼說，老人醫學是一個必須的專科，不然醫院每一個科別都有老人家去看診，為什麼需要特別區分出「老人醫學」門診？

　　特別是對於七八十歲這一群老人家，醫師要有很多不同角度的看法，哪個問題對他的健康影響是什麼？而不是把評斷中年人的那一套標準，直接套到老年人身上就可以了，那是很不對的診察。

　　在我們的門診，常會跟老年人談：「要運動！希望你改變你的飲食，飲食要均衡，因為這樣子有瘦、沒瘦，不是重點，只要有做到這兩項要求，就是一個健康的行為，你生活品質會變好，健康就會跟著改善，即便沒有瘦也沒關係。」我們不是要老人家去追求一個標準體重，老年人最適當的體重，是稍微過重到肥胖。

超標了的 BMI 值

　　以下圖為例，橫軸是 BMI（身體質量指數），縱軸是死亡的風險，當 BMI 太低太瘦或超標過重的人，死亡率也高。曲線開始上升的點，代表高 BMI 死亡率開始上升。

　　歐美老人的 BMI 研究，發現老人 BMI 大概在 25-27 之間，甚至到 30 以上超標了，死亡率上升的幅度也還好，就是說對於老年人，反而死亡率最低的階段，是在稍微過重到肥胖的，這個數字在亞洲地區可能必須調整一下，然而趨勢上應該是一致的。

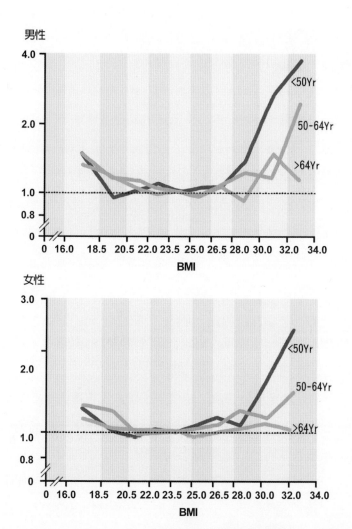

資料來源：榮總高齡醫學中心／提供

看看老年人與死亡風險的曲線，就沒有太多的理由去支持一定要叫老人家去減多少體重下來，他們跟年輕人、中年人不同。以中年人來說，現在的知識可以讓我們推估若體重過重，在幾年內發生糖尿病的風險增加多少，但如果是幫現在 65 歲或 70 歲以上的老年人看診時，預防保健的概念要看多遠？這必須要有特殊的切入點。

對於醫師來講，為什麼老年人感染到肺炎治療處理的困難度這麼高？

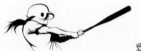

對醫師來講，老年人的疾病診斷跟用藥與一般成年人相較，會發現同樣的藥物用在老人身上，反應並不完全如同預期！

以治療感染症來講，抗生素是個武器，但還是要有軍隊去使用武器，而軍隊就是個人自己的免疫力，沒有免疫力跟沒有體能去對抗疾病時，給再強的武器也沒用。

所以才會有些老年人罹患感染症後，即便一直在使用抗生素，還是救回不來，因為他自身的體能跟免疫力，已經不足以應用這些武器了。

　　這影響就非常大，尤其是蛋白質量不足的營養狀況之下，營養不良與免疫力低下是高度相關的，所以這樣的老人禁不起生病，一生病就垮了；想必這明顯不會是老人家們想追求的健康模式。我們會在門診跟老年人談該有的健康促進生活方式，可是不會去單獨談體重，或強調必須維持多少的標準體重，我們反而怕老人體重下降。

所有的減重策略，都是針對 65 歲以下族群

　　國健局做減重的政策推動時，也指出所有的減重策略都是針對 65 歲以下的族群，老年人口在減重部分仍是有爭議的，然而每次在社區做減重宣導時，來參加的都是老人。在第一線推動減重的相關人員，需做到「因人而異」，以免誤導老年人產生偏執的念頭，在群體的壓力下，硬要將體重透過各種方式下降很大幅度。甚至也有可能誤導子女在照顧老年父母時，會嚴格管制老人家的飲食，做了錯誤的限制，那可能會造成嚴重的後果。

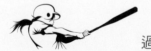

　　老人家到了七八十歲，如果平常身體還好沒什麼病，沒什麼東西是不能吃的，只要能兼顧總熱量與營養素的均衡即可。

　　以老年人一般都會出現輕微厭食的狀況下，站在醫師的立場，病人偏食挑嘴不吃反而令人擔心。因為不吃營養不好，健康狀況便會往下掉，反而沒精神、沒體力。除非有太多疾病的限制，一般來說到七八十歲，如果沒有什麼特別的病，就可以去享受食物。

　　所以即便是高血壓、高血糖、高血脂的三高，在不同年齡層的診治標準都應該不一樣，不能用青壯年的那套來適用全體。事實上醫學在這個領域的再教育也不夠，因為人類平均壽命從 40 歲增加到 80 歲也只不過是在最近一百多年內的事情。

　　過去人類的平均壽命沒有這麼老過，醫學領域所得到的知識也還無法做到一體適用，對

於高齡的民眾而言，很多疾病的概念都需要重新思索，很多疾病的概念「以全人群」來講是沒錯的，但問題是當把老人單獨挑出來的時候，那個論點就不一定對。

　　台灣目前老年人雖然只佔全人口總數的一成多，可是醫療費用的使用，是超過健保總額百分之三十幾，也就是說，在「講學問」的時候，老年人口只是一成多的少數，但回到醫療現實上，在看病的這些老人，卻佔了三成多的花費，這是無法忽視的比例。套用不是那麼完整的醫藥保健知識在這群老人身上，著實需要深入思考，必須要有真正的專家介入。

　　全民減重是對的？沒錯！台灣的減重宣導方式從國小、國中學生開始，這沒什麼可議之處，用生命歷程的健康觀點，去維持一個恰當的體重，更是完全正確的；問題是到七八十歲的階段時，刻意減掉很多體重反而會讓健康下滑變差。應該這樣說，國健局宣導全民減重的健康促進策略這部分絕對正確，但是針對老人的部分，重點在於，他們要能多配合健康的生活型態，而體重對他們來講，並不是重點。

這方面國健局在制定政策的時候有思考，只是一線的
工作人員在操作時未見得顧慮到這個部分，因為老年人的
健康促進方法，跟傳統其實是不太一樣了。在我們門診常
發現：

很多病人在其他的醫院或是其
他科別看診時，醫師照傳統的健康標準要求他遵守，可是
病人卻覺得病況沒比較好。來到高齡醫學門診，做法反而
都不一樣，藥物少吃、飲食均衡，最大的要求是「適齡適
量、持之以恆的運動」，設定好整體的治療目標後去執
行，病人的狀況即獲得明顯改善。

很多的病人，尤其是心臟病人都會因為擔心發病而減
少運動，心臟缺氧的人，其實還是需要運動，但也確實這
群病患運動需要小心，總之在妥善的安排下還是應該要運
動。可是醫師與病人多少會有所顧忌，醫師會擔心，病人
沒有充足的知識與技能來衡量運動量，以至於病人在運動
時，會提心吊膽不知分寸該如何拿捏；而病人家屬會因為
擔心疾病的因素，反倒要求病患多休息、減少運動量，怕

造成什麼意外或衍生其他疾病問題。比方擔心運動起來，萬一心臟缺氧，就可能又心臟病發，結果大家對病人該適度適量做運動這件事，態度變得保守。

　　像這樣一群運動的高危險病人，不是不要運動，而是必須要有特殊的運動模式，他們的運動是需要經過規劃設計的。現在有一些適用特殊高危險群的心肺功能復健，便是採取這種做法，而不是說醫師或是家屬，覺得沒有把握病人萬一去運動了，會發生什麼不可預期的狀況，就寧可不要運動反而安全些；就長遠來講，這只會讓病人體能虛弱得更快、退化得更快。

第三章

肌少成多

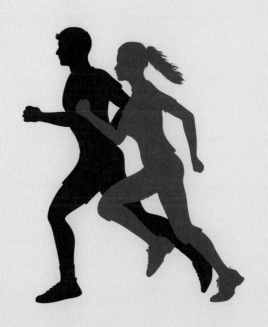

規律運動，可延緩因老化或疾病所導致的失能達15年之久。透過穩定規律的運動，肌耐力明顯提升，肌肉質量、強度、柔軟度，都可以保持在很有活力的狀態。即便高齡時，一樣可以提升生活上的自主行動能力，減少跌倒與失能。

　　研究也發現，養成規律運動的習慣，可以增加2-3年的平均壽命，減少疾病的發生與失能，提升體能與自覺健康狀況，顯著減少心血管疾病的死亡率。

運動，沒得偷懶

　　台灣在醫療體系裡，常常談到與運動相關的，是由復健科在做。有時候，病人治療的排程太滿，很多物理治療師多採取熱敷、冰敷、水療、電療等種類的治療，以減緩病人的疼痛為目標，而較少教導病人如何去做運動。

　　物理治療的內容簡單說，可分成被動式跟主動式，被動式就由別人幫你進行治療，包括拉腰、拉脖子或熱敷與電療等等，這些治療對症狀緩解有幫助，可是這些治療都是「不長肉」的，無法透過這些被動式的治療而增加肌肉的質量與力量。

若是想要增加肌肉的力量、質量、運動的體能，靠被動式物理治療是沒辦法達到的。在被動式的物理治療減緩了疼痛不適之後，長遠來說一定要加入主動式的運動，強化肌肉與體能。

榮總有一套針對老人的運動設備，叫作「能力復健」。是日本開發的設備與運動，看起來像一般健身房的儀器設備，但是不太一樣。日本研究發現，人的老態，主要是有肩部、胸部、背部、腹部、腿部肌群的不平衡。從肩膀、腰、髖關節到膝蓋，維持這些關節的肌肉，多是靠兩側的肌群維持平衡，當有一側的肌肉比較收縮，對側的肌肉過度放鬆後，關節會沒有辦法維持在原來的平衡姿態。

駝背除了骨質疏鬆而出現壓迫性骨折之外，有時候也是背部的肌肉跟腹部的肌肉，因力量不平衡而造成的姿態不正，這時候我們要幫忙盡量訓練病人的肌群，盡量使得背部可以直回來。

　　膝蓋也一樣，老人家的膝蓋常常不是直的，是彎彎的，因為後面的肌肉力量跟膝蓋前側不平衡。所以日本對常見的這些因為各種因素，造成肌肉力量失衡的肌群，去專門設計運動器材，是可以藉由肌力的訓練而使得姿態變平衡的。訓練內容將高齡者特別需要加強訓練的動作，歸納為六種形式，分別由六台不同動作的訓練機器執行，包括水平腿部推蹬機、腿部伸展屈腿機、臀部外展內收機、軀幹伸展彎曲機、坐姿划船機、胸部推舉機等。

　　今天在台灣，就算老人家身邊沒有這套設備，還是有簡易的方法可以去執行，去做這些大肌群鍛鍊的相對應運動，在本書的第五章「運動要有方法」中，讀者朋友可邊做邊細細體會來自身體的感覺。時下在有線電視台，有些運動器材的廣告，不僅誇大不實，還潛藏著風險，比如有種不分男女老幼，只要人站在機器上，靠著機器馬達用力抖動，號稱「人都不必動，既可甩肉又能充分運動。」

　　問題來了，要增加肌肉的力量等等運動訴求，都要靠主動自發性的去動、去做才會有用，人家幫你做的動作其實並沒有用。其次是站在器材上抖呀甩呀的這個人，危險在於如果他有一些動脈硬化，可能就有一些栓塞；血塊已

經是不太穩定了，加上刻意大力的甩動，若把血塊搖下來了，就會塞到血管造成栓塞。再者，若是這個人他本來周邊神經就不是太好，或是血管就不好的人，這類的運動不但沒有活到什麼血，反而把瘀血的血塊給弄掉下來。這樣的事的確在門診是發生過的。

　　老人家如果真的要運動的話，還是要自己主動去做，因為沒有主動去做，身上的肌肉都沒有訓練到。就像說，如果肩膀痠痛，讓人家按摩，是緩解症狀，可是如果問題是出在姿勢不良，或者是肌肉沒有力氣，當事人自己不做習慣調整，當然不會因此就變好。

肌力不會憑空變出來，有問題的姿勢不改變，若只依靠按摩，通常只能緩解症狀。

　　比如關節痛得很厲害，需要做一些熱敷、電療，甚至一些紅外線之類，那都是在緩解不舒服的症狀，那是解一時之急的。緩解之後，長期還是要去鍛鍊，像退化性關節

炎，反而是應該要透過鍛鍊肌肉去減輕關節負擔。

　　當關節炎發病劇烈疼痛時，當然先採取止痛的作爲，等到不痛了，就要開始去運動，所以長期的目標是運動，把肌肉練強壯。短期是要先讓它不痛，這個方向並沒有錯，可是不能一天到晚都做那些等別人幫你按摩、舒緩你痠痠痛痛的事，然後不主動去鍛鍊肌力，這樣是沒用、於事無補的。

肌耐力訓練

肌耐力，指的是肌肉在維持某一非最大強度的收縮時，所能持續用力的時間或反覆次數。平常在做任何動作或維持某個姿勢時，如果一個人的肌耐力不佳，不僅很快就會感到疲勞，而且還可能造成傷害。訓練肌耐力可以從五個方面來說：

等長訓練

算是靜態訓練，在無法移動的物體上，比如牆面，所能施加的最大推牆力量，使肌肉長度不變而張力改變的訓練。另外如伏地挺身、仰臥起坐等都屬常見的等長訓練。

等張訓練

是動態的訓練，當肌肉用力收縮時，讓肌肉長度改變

的一種訓練，一般以啞鈴或槓鈴作爲訓練器材，是最普遍的肌力訓練方法。

重量與負荷強度

依訓練肌力和肌耐力目標不同而有所不同，強度高對訓練肌力有效；強度低對訓練肌耐力有效。增加總訓練量的方法，在於增加重量或阻力，增加反覆次數或回合數。

操作方式

肌力訓練每回合採 3-6 次反覆操作，做 1-3 回合。肌耐力訓練則採 20-50 次反覆，做 1-5 回合；每回合中間至少休息 2-3 分鐘。

頻率

對於老年人的建議目前最多兩天實施一次，最少每週訓練一次。

現在常聽到許多人會抱怨有駝背、肩頸僵硬、下背痠痛等等問題，除了可能是柔軟度不佳外，肌耐力的不足也

是另一個可能的主要因素，這部分並不是單靠坊間的指壓
按摩就可解決的。

　　肌肉的組成，大概分兩個部分，肌肉的品質跟肌肉的
量。這兩件事在大部分的時候是平行的，當發現肌肉量越
少的人，肌力也是跟著變差，除了少數極端個案外，大部
分在正常老化的過程中，質跟量是一起衰退的。若問質、
量哪個比較重要？我們覺得「質」比較重要，以肌少症來
說，肌肉的品質反映在哪些部分？就反映在力量的表現
上，比較常見的幾個測量的方式，就是「行走的速度」跟
「握力」。

　　　　　　　　　　　　　　　一個人手的握力，跟一定時間內，能夠
走路走多遠的耐力、走路的速度快慢，這些影響了什麼？
過去很多研究發現，老年人如果這些方面不好，會影響非
常多的事，包含可能整體生活品質比較差、比較容易跌
倒、住院、入住長期照護機構，甚至容易在生病的時候死

亡率提高。

　　有研究指出，一個心臟衰竭的病人、或是洗腎的病人、或是癌症的病人，已經有一個疾病存在了，如果再加上他的肌肉質量不夠好，與同一個疾病狀況但肌肉質量較好的病人相比較，肌肉質量不好的病人死亡率是較高的。因此即便病人現在沒有什麼失能，人看起來似乎都好好的，可是握力或是行走的狀況，都可推估他產生失能的機會相對提高。

　　所以別小看一個人的握力與行走能力，這對整個身體的影響是非常的大，從健康的生活品質到生病時的預後，影響是非常全面的。肌肉質量為什麼會特別值得提出來談的原因，在於醫界發現：

　　講到骨頭、關節退化，會認命的覺得退化就退化了，骨刺長了就長了，很多事情幾乎沒什麼方法

可以去轉變它。

　　有一堆健康的檢查指標，是做不做都無所謂，因為退化本身是改變不了的。然而，肌肉是有方法去介入，去影響使得它變好。既然這件事情對於生活品質的影響很大，又是可能可以介入的，為什麼不好好多加訓練？

　　以前習慣在講骨關節時，看問題出在骨頭或是關節上，這裡面牽涉到是骨刺？還是骨質疏鬆？或是退化性關節炎？在處理這些疾病時會遇到幾個困難：骨刺，長出來了也不會消；軟骨膝關節或其他關節磨損，除非換人工關節，也沒什麼好方法；骨質疏鬆除了吃藥或許有可能慢慢把骨質補回來，可是整個病的症狀還是存在。以前醫師們在談骨關節健康時，只談骨頭，就覺得挫折感比較大，現在慢慢發現其實不盡然如此，因為有一個領域，是過去一直被忽略，但教科書上都有提醒：

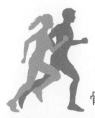

骨頭不好的人就要訓練肌肉！

只要肌肉的力量夠強壯，可以有效的減少骨頭、關節的負擔，因為支撐一個人不管姿態或是行走，骨頭關節之外還有肌肉。

試想想，為什麼骨質疏鬆的人會腰痠背痛？其實痛的來源，不是骨頭而是肌肉，因為維持一個人直立的姿勢，除了骨頭的力量之外，靠的就是肌肉在支撐。

當肌肉過度工作，像長期處於一個運動疲勞的狀態，怎麼會不痠痛疲乏呢？退化性關節炎，醫師會建議病患透過訓練大腿股四頭肌的肌肉力量，用肌肉去彌補關節跟骨骼的不足，舒緩行動上的不方便。

骨質疏鬆的病人容易抱怨腰痠背痛，但臨床上發現，把肌肉練強壯之後就比較不會痠痛，因為痠痛來源是來自於肌肉的耐力不足，支撐不了整天維持這樣的姿勢，變成每天就很難起來行走，站久了會痠痛，可是如果把肌肉鍛

鍊好，起碼可以維持正常的生活行動，痠痛也會減少。膝蓋的部分，把大腿肌肉練強壯一點之後，就比較可以協助膝關節的重量支撐，站得也比較穩，走路的步態也自然比較穩，也就比較不會跌倒。

　　過去有這些骨關節疾病的人，會覺得好像不可以多活動，要避免做運動以防增加磨損，可是倒過來說，應該是去採取一些運動的作為，不增加骨頭關節負擔，但是可以把肌肉練得強壯起來。現在講肌肉跟骨骼，是一定要去互補，老來骨質能夠回復的機率，不如我們想像的容易。

　　老了，或是可能有疾病的因素，讓上了年紀的人少去強化肌肉鍛鍊，高齡醫學的專家，常常會耗費唇舌勸老人家做運動。目前一般社會上老人家運動，常比較是偏向於「活動」，而非真正有鍛鍊到肌力的運動。因此高齡老人活動的設計，在於讓一些運動變得有樂趣，也可以提高老年人社會參與的部分。我們如果希望維持老年人的體態或是肌肉的質量，就必須要做一些感覺上比較無聊，類似像重量訓練這一類的運動，當然這一類的運動還是必須花心思經過設計。

　　近年來，很多研究都會用各種健康指標去推算老年人

的死亡風險，發現如果把肌少症，或者說肌肉的質量與運動的能力、走路的速度，與傳統的一些疾病放進來做分析時，會驚訝影響健康狀況、或是影響死亡率的最大因素，都與肌少症、肌肉質量的下降有關聯；因爲肌少症跟疾病之間，常常互爲因果。

　　也就是說肌肉質量的下降，除了正常老化會減少，在生病的過程，某些疾病的狀態，會加速肌肉的流失。比如說胰島素的阻抗跟慢性的發炎，會加速肌肉的幹細胞死亡；其次是「廢用性」的問題。

肌肉的廢用

　　「廢用」指的是，比較沒有去使用到肌肉，更別提鍛鍊。一般老人家如果生病就去躺床，或者是老人家覺得自己累了，就會去休息。一般人也常勸老人家：「累了，就多多休息。」可是當活動量越少，肌肉的質量就會跟著下降，這是比例關係。所以當老人家自覺身體狀況不好、容易累要休息，不太想活動筋骨時，一段時間之後，就發現整個健康狀況變更差了。

人對健康的感覺有非常多的層面，包括體力、精神狀態。而老人家有一個共同的惡性循環，覺得自己容易疲倦、容易累，所以減少活動，可是越不活動體能會越差、肌肉量越來越少，就越沒辦法活動。

到最後老人就變成同一個樣子：看起來很虛弱，又說不出什麼具體的疾病，日常生活上需要人家時時照顧，活動量很差，走一點點路就覺得很累會喘……

傳統上，不管是在醫療體系當中，叫病人要注意休養，或是家人擔心病人體力不支會跌倒，而不要他去走路或從事些簡單活動。某些擔心是對的，但是這個擔心之餘，比如要他別去運動是因為怕他跌倒，修正的做法反而應該是「跌倒的防範」，而不是說因此就叫他不要運動。

病人可能因為心臟不好、或是有什麼其他疾病的因素，短時間內沒有辦法走一段路，但是不代表以後就不要再走。比如說心肺功能沒有以前那麼好，可能走一段路就

要休息，休息之後還是要再走。一定要經過反覆的鍛鍊，肌肉的功能才會提升；越不走，永遠就是在範圍之內慢慢退步，所以很多人有「病人要躺、多休息、少走動」的觀念，這是錯誤的。

● 老年人所面對的健康問題

功能退化：視力、聽力、平衡感、認知功能退化。

老年疾病：失禁、跌倒、行動不便、步態不穩、多重用藥、孱弱……

慢性病：癌症、高血壓、糖尿病、心臟病、腦中風、關節炎、失智症……

急性病：敗血症、肺炎、心肌梗塞、外傷骨折、急性腦中風。

死亡：末期照護。

利用身體重量或環境阻抗，來訓練肌力

由於阻抗性運動，是肌肉組織對抗阻力的活動方式，也就是說透過運動過程，藉阻力來強化肌力的訓練。阻力的來源可以是自己身體的重量、大自然地心引力或利用啞鈴、彈力帶等輔助器具。如果家中沒有輔助器具，可以自

己 DIY，用寶特瓶裝水當成啞鈴使用，如果要更重一點可加入砂石，每一個人依自己的能力進行訓練。剛開始時可由每週 2-3 次，每次 15 分鐘做起，再慢慢增加到每週 3 次，每次 20-30 分鐘的運動量。

　　阻力訓練、重量訓練與肌力訓練，都是訓練肌力與肌耐力的有效方法，能促進「肌肉生理功能」與「神經傳導效率」的效果。這三大訓練對人體健康有莫大的幫助，包括可降低罹患心血管疾病的危險、預防運動傷害、增進心理健康、改善身體組成、提升運動能力，甚至可用於復健治療。

　　之前我們提過，肌肉是身體的能量儲存倉庫，與新陳代謝關係密切，因此阻抗性運動，當然能改善胰島素抗性，讓細胞對胰島素的敏感度增加；尤其是針對老年病患，阻抗性運動加上有氧運動，對健康促進效果更好。而柔軟度與平衡的訓練，比如伸展操、瑜伽、太極拳等運動可以改善柔軟度與平衡感，類似的氣功訓練，一樣可以用來降低老人家跌倒的發生率。

肌力怎麼測

　　肌肉質跟量的意思，是指到底身上有多少肌肉的量，而「質」就要測量肌肉的力量。是不是肌少症？應該看身體四肢的肌肉量，這是我們真的想要測量的，可是測量牽涉到要用什麼樣的工具才算準確？目前來講，全世界最好的工具，是在測骨密度的那台雙能量 X 光吸收儀，才能精確檢測出來。

　　如果連身體都去測肌肉質量的話，軀幹有很多肌肉沒錯，可是軀幹有時候會把內臟蛋白質的部分也算進去，或者有時候會分不出來。所以目前最標準計算方式是用：四肢肌肉的總量去除以身高的平方。

　　可是不是每個人的檢查都能這樣做，於是開始有一些人採用簡單的做法，比如用體脂計，它基本的設計就是可以測出身上有多少脂肪的百分比，然後再把體重乘百分

比，就算出「理論上」的脂肪量了。假設一個人是 50 公斤，體脂計算出來的脂肪量是 30%，就是 15 公斤的脂肪。接著用身體的體重，減掉脂肪的量，當作整個身體非脂肪的一個質量。

可是這只能概算，因爲扣掉脂肪，身上還有水分、骨頭、肌肉，在一般的檢測就是沒辦法精確區分出來，除非每個人都去做精密檢查，不然分不出來這三項來，但這三項一般是等比例的，就以此來做共同比較。至於現在的體脂計，大家發現是站在體重計上，透過一個很小的電流，來測量身體的電阻有多高，然後有公式去計算測出電阻的值轉成脂肪量是多少，可是其中就牽涉到兩個問題：

- 測量人的手皮、腳皮厚不厚？因爲皮太厚電就通不過去。
- 測量時候的溫度和濕度，與這有關係是因爲用手或腳去接觸金屬面，當下空氣的濕度是多少，也會影響導電。

理論上用電阻去測量身體組成其實是準的，但要在很標準的環境之下才準，你可能要待在實驗室而且要躺著，還不能只做兩手兩腳四個點的測量，而要加上軀幹的部

分。受到溫度影響時會發現，同一個人、不同天，會因溫差而有不同的體脂差別，有時會差很多。再者跟「站立的姿勢」也有關，因為當站著測量，身體的水分會相對往下肢去，因此測量時腳的水分子量多寡，會影響導電的快或慢。

　　研究發現，在一個控制很好的環境之下，這種體脂計的測量，跟做精密檢查一樣是很準的，但是一般生活應用時，要考慮這基本上有些測不準，當參考就好。此外，還有人是用電腦斷層掃描或是核磁共振去測量，因為測出來就會知道肌肉量，可以去計算面積，所以是很準的。肌肉「質」的部分，目前有幾種流行的測量方法：

握力

　　很多研究都認同一個人握力的大小，跟肌肉的量是成比例的。握力主要是手部、前臂以及上肢的肌肉力量，而這些力量，又是全身肌肉力量的一面鏡子，所以握力能夠反映身體的一種整體狀態。

　　人的許多基本動作，例如抬、拉、扯、撐、抓等都與握力有關，如果握力好，完成這些動作就會比較容易，因

此握力是反映活動能力的一個重要觀察。

　　若握力測試還有一個重要目的，是看一個人左右手的力量是否一致？通常，習慣使用的那一手，不管是左手還是右手，手的握力要略大於另一隻手，但差距不會太大，一般為 1-2 公斤；如果大大超過這個範圍，就可能是某些疾病的反映。

　　握力測試是取手的最大等長握力，測量方式有許多種，常用的方法如：測量時受測者的慣用手手臂伸直，手持握力計用力握下，讀數至 0.1 公斤，各測兩次，取其最大值。測試結果區分 5 等級，依序是：很差、略差、中等、好、很好。

　　若一般來說，成年男性單手握力至少會有 30 公斤以上，左右手差異應不超過 15%，如果 50 歲左右達不到 31.6 公斤，體能算是「很差」，40 歲的握力能有 58.5 公斤，算是「很好」的。

　　以女性而言，單手握力應該要能超過 20 公斤。但握力也會隨著年齡的增加而退化，一般來說台灣老年男性若是握力低於大約 22.5 公斤、老年女性低於 15 公斤就屬於握力過低了。

走路的速度

　　走路速度不是在比賽跑的速度，是比平常走路的速度。這種測量又有很多種方式，有人測五公尺，有人測六公尺，有人測二十公尺，各有它的道理。

　　人在開始走路的時候，從站著開始邁步往前走，有個加速的過程，有時候測五公尺、六公尺的壞處，是前面的一兩步才剛開始加速而已，那不是真正的走路速度，所以

後來有人以測二十公尺來做標準。目的是前面扣三公尺後面扣三公尺，也就是說前面在加速的那段時間不要算，可能後面快到終點，有人自己會減速或加速，那也不要算，把加速減速的都扣除，只算中間速度最穩定的部分來衡量。

　　有醫師主張，是要看不同老人的狀況，有些老年人測五公尺，可是他走不完五公尺，一個越虛弱的老人家，即便短短五公尺，他根本就走不完。現在國際上通用的是五公尺或六公尺，但因起步都會經歷一個加速的過程，但是快到終點時要求不要減速，就正常往前走完六公尺的測量。歐洲人訂出來的老人行走標準是每秒 0.8 公尺，意思是指如果每秒能夠走路的速度，平均有超過 0.8 公尺時，大概肌少症的機率就不太高，而美國訂的標準是每秒 1 公尺。這標準對東方人來說，比較麻煩是歐美人理論上身高比較高、腳比較長；亞洲人目前還沒有標準，還不知道平均一秒要走多少叫正常。

若以榮總的測量，我們在一般社區，幫老人家測量記錄下來的數值，與美國差不多是每秒一公尺，若是以八十幾歲的老年人而言，每秒 0.8 公尺是一個合適的標準，得肌少症的機率就不太高。

　　有醫師會去測六分鐘，看這段時間老人能走多遠，這有點是像在測肌耐力，也有醫師去測老年人有沒有辦法從坐著的椅子上，連續起立五次……都是以各種不同的測量方法，在評估肌力與體能。肌少症如果在 65 歲以下就出現，通常都跟疾病有關，可能是有什麼疾病使得肌肉大量耗用，最常見就是癌症。癌症病人到後來會變乾乾扁扁的，確實肌肉量下降很多，那便是因為病理因素所造成的。

　　若以來高齡醫學門診就診的老人為例，大概行走能力就已經掉到 0.7 公尺左右，八十多歲老榮民，如果相對還算健康，只是需有人在旁邊扶一下的，差不多行走速度還

能維持在 0.8 到 1 公尺之間。以台灣目前所觀察到的現象，會發現一般住在社區的 65 歲以上健康老人，他們行走速度平均值大概 1.2、1.3 公尺，但到門診來看病的老人家，大概都掉到 0.7 公尺或以下了。

除了單純測量肌肉質量強度外，功能表現就以走六分鐘、或者是一個老人的體適能來測定。肌少症的篩選對象，如果在一般社區裡，當然需要越簡單越好，可是對於如果比較小的群體，就會希望越仔細越好，差別只是設定的對象不同。像針對人數不多的群眾，當然希望知道比較完整的體能跟體適能的表現，而不是只有單純的肌肉的量有多少而已。

台灣的老人健檢

　　政府過去在推動預防保健時，是以世界衛生組織所提出的主要疾病在訂定防治策略，相對而言，老年人的身心功能問題是在近年才受到關注，自然也沒有考慮肌少症問題，國內極少部分專科醫師，也是這些年因著國外的研究報告慢慢的被國內注意到，但至今肌少症依然還沒有變成公共衛生體系的一環。

　　　　　　　　　　　若台灣老人健檢，都很在意照顧的問題，過去的學者、專家、老師們，在制定這些標準時，眼中看的是「疾病」，所以都是從診斷疾病的角度去看老人

血糖高不高？膽固醇高不高？血壓高不高……

固然這些事情很重要，可是對於老人的整個活動功能狀況，是沒有測量的，比如有沒有失智？有沒有憂鬱？有沒有行動不良？這在老人健檢項目中，常常沒有被涵蓋，肌少症，這個攸關老來能否行動自如的問題，目前還沒有受到衛生主管機關充分的重視。

門診時常聽到老人家抱怨：「怎麼覺得東西握不住，拿不穩，很容易砸破碗盤、失手掉湯匙、筷子什麼的，只是因為單純老來退化，都會這樣嗎？」

這類情形，除了跟神經靈敏度與退化性疾病有關之外，也可能跟握力有關，有時候是握力不好，有時候是神經的問題，周邊神經比較不靈敏，拿東西的感覺不好、不對了。可能的原因很多，但無論如何，台灣就是很缺這領域的研究報告，衛生主管機關至少要建立一個國人的基本的相關現況，畢竟肌少症的影響不可小覷。

肌少症的測定很簡單，未來應該要變成一個常規的項目去定期篩檢，然後找出有問題的老人，來做一些健康促進的活動。目前公共衛教在社區做健康促進，是去安排怎

麼運動、怎麼減重，會來參與的幾乎都是同樣的一批人，
如果透過肌少症的測定，提早知道誰的握力比較低，容易
生病，容易失能、後續會有比較高的死亡率，應該是把這
群人找出來，做一些健康促進的衛教。

　　不管從飲食或運動著手都行，可是目前來講，是開放
參與，會參與的都是追求健康動機最強那些人，他們原本
就是最注重健康的一群。現在政府會規定：如果篩檢出來
膽固醇高、血糖高……要做看病轉介，可是在肌少症上不
會去管，這是一個在健康上面要去改變的方向與策略。

　　台灣已步入高齡化社會，這是大家都看得到，應該要
有所警覺、很嚴重的事，要做到肌少症最基本的篩檢，這
就成了政策問題。這不是複雜的事情，而是各縣市衛生局
主其事者有沒有這樣的概念？各縣市衛生局要辦老人健
檢，會先邀請專家學者來制定，問題是台灣對老人健康問
題的專家很少，我們雖有非常多老年疾病的專家，卻是非
常欠缺真正理解老年人健康問題的專家。

　　講個很簡單的例子，之前有的縣市在推老人健檢，普
遍給沒有肝病症狀的老人做甲型胎兒蛋白的篩檢，結果當
然是沒有找到多少明確的肝癌患者。台灣肝病的人很多，

可是邏輯是不是應該先篩選是否罹患肝病，再來做胎兒蛋白篩檢？肝病再怎麼多，也不會多到需要全民推動做老人健檢，來篩檢胎兒蛋白，胎兒蛋白的測定又很貴，將有限的預算用在更該用的地方不是更好嗎？

我們國家對於老人照護的部分，整體而言就是很缺全面的政策思考，也很缺全方位的專業領域學者，人口高齡化的議題非常重要，但必須要真正學有專精的人來參與，不能僅用過去的思維去看問題。對於政府部門來講，困難是在於不見得找得到合適的專家來參與。所以制定出來的老人健檢標準可能顯得奇奇怪怪的，跟外國人的指標也不一樣。

我們衛生主管機關在辦理這些業務的時候時常都邀請專家學者來協助，但是傳統專家學者的訓練背景大都是以疾病為重心在處理問題，而不是真正對應老化健康問題的角度。老化的問題，是最近幾年變得格外艱鉅，過去的教育與訓練中對於老年人的健康議題，都是從疾病治療的角度去講，所以制定出來的指標，從我們研究高齡醫學的角度來看，常未必是真正重要的健康指標。

在衛生主管機關的認定，認為要篩選疾病，就可以早

期治療，比如為了預防中風，所以早期篩選高血壓、糖尿病、膽固醇……，這樣的觀點是針對疾病的防治，然而影響老人的健康議題很多，事實上在很多疾病的病人身上會發現，只要肌少症的問題沒解決，他的死亡率就會增加；但這些關鍵性的健康指標，卻沒受到充分的重視。

在台灣，一些重要且簡單的篩檢，衛生主管機關沒有及時調整，過去對於這些老人健康的議題，沒有全面性的思考，都只是用疾病的預防方式「一視同仁」做處置。

針對疾病的預防方式，衛生主管機關找來的專家，時常僅是這個專科的專家代表，然後每一科都站在分科很細的本位上去思考「疾病」，所以到最後，缺的是能宏觀整合「老年病人」的醫學專家。

台灣的人口老化速度太快，快到「老年醫學」領域的

人才培養，根本跟不上社會老化現實的腳步。很多不同科別的專家，被邀請進不同場合去制定政策。但是，這個嶄新的領域，也是需要時間培養專家的，專家的學養視野必須與先進國家觀點一致，而不是單一疾病的立場。

　　一個國家的公共衛生政策又不可能不做，專家學者間的共識，是要以主管機關的高度，去協調謀合的，而不應該僅用傳統思維，去看待人口老化議題，在傳統醫療服務模式中，並沒有肌少症這新領域的一些認知與對應措施，去修正老年健康該怎麼應對調整，才跟得上高齡化社會需求的步伐。

　　用「疾病訴求」角度去看高齡醫學，表面上的數字都是對的，但醫療費用的撙節或者健康促進的方向，並不是只用疾病訴求來看；比如十大死因中的腦血管疾病最多、癌症最多，所以應該要花多少錢來圍堵，衛生主管機關就是常依照這種順位在擬定政策方針，其實也不見得錯誤，只是必須多參酌人口老化的現況，去修正補強衛教與篩檢方向。

　　有一些病人，屬於重度失能的狀況，他可能不會馬上往生，可是他耗費的長期照護資源最多，如果把醫療跟照

顧用同一個角度來看，把這兩個費用支出從同一個角度去計算的話，十大死因當中，癌症花了很多的醫療費用，但最不會變成長照負擔。反之如骨質疏鬆症，本身可能不會變成十大死因的其中一項，可是極有可能會變成長照很大的負擔。

在健保看癌症的花費高、中風的花費高，然後接下來的照顧費用並沒算進健保裡？事實上不可能不算。如果把這兩種狀況合併考量，那施政的順位該不該要調整？癌症防治的重點不是在要怎麼治療，而應該是預防。

中風照顧花很多錢，大家都理解，那應該是從預防、從減少功能退化來下手，就是政策應該要跟著這樣走，而不是僅以單純的角度看待疾病。以中風為例，一個 40 歲的人中風，跟 80 歲的人中風，疾病的本身是一樣，但就長遠照護的目標來說，其實是不一樣的。

　　老人的意外傷害，扣掉天災、車禍等，絕大多數是跌倒。肌少症本來就會增加跌倒的風險，可是台灣對於老年人跌倒這個議題，一直沒有系統性的處理；對於醫療體系而言，這是護理照顧與病人安全的問題，是護士小姐要想辦法，讓病人不要在住院期間跌倒就好。在醫療界，常把病人跌倒界定為「意外事件」，特別是在住院期間，病人最好都避免發生跌倒，別生出其他的麻煩來。

　　為了避免跌倒衍生出來的醫療糾紛，醫護人員寧可勸病人：「多躺多休息，少下床走動。」之所以做這樣的交代，就是為了怕病人在住院期間跌倒，因為一旦跌倒，醫護人員知道會產生怎樣的麻煩，而且可能增加醫院照護的負擔，或是影響醫院的品質等等。但這是對的嗎？很多病人，尤其是老人家，從此就害怕萬一跌倒生活起居將更麻煩，還是多躺少下床為妙，最後導致下不了床。這類老人議題的特性，在台灣往往被輕忽。

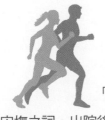

「多躺多休息」是減少病人在醫院跌倒的安撫之詞，出院後呢？這樣的交代，不也加深了病人回去少動的迷思，若是再補上一句：「如果起身會喘，還是要多多休息。」老人家會「違抗」醫囑嗎？這般誤導的觀念，可能導致老年人從此一病不起。

美國的統計，65 歲以上的老人，平均大概有三分之一的人，一年會跌倒一次以上，差別只是跌輕或跌重，台灣低估了的老人跌倒比例，也都還有百分之二十幾，這還是低報的數字。以美國會跌倒的三分之一人數中，大概只有 10% 會產生嚴重的傷害，包括骨折、出血、外傷需要去縫合；其餘的 90% 其實是還好的。

「看似沒事，並不是真的沒事」，若是因跌倒造成了外傷或內傷而沒留意到，這些跌倒發生骨折的老人，一年內就往生 20% 左右，這樣的疾病死亡風險就相當於第二期或第三期的癌症。

而原本跌倒的這群人中，沒有發生明顯外傷的90%老人會怎樣？雖然他們沒有產生明顯的身體傷害，但其中大概有一半左右，從此會害怕跌倒，心理上會產生恐懼，更不敢去活動筋骨。害怕之後，老人們更不太敢起來走動了，不但會不太敢自己起來走動，就算不得已非走不可，哪怕沒幾步路，都要人家扶，心理上變得很依賴、行動上不敢自理，然後加速他的退化。

越害怕跌倒的老人，其實到最後越容易跌倒，因為錯以為少走不要運動，就不會跌倒，但就看他們的肌肉越來越少、越來越萎縮、肌力越來越薄弱，然後哪一天真的就跌倒了。

　　所以「多躺多休息，少下床走動。」看似安撫的介入作爲是錯的。坦白說要能夠達到一個好的介入方式，其實也需要很多醫護與病人及家屬的配合。

　　如果老人說：「我還是覺得一不小心，有可能我就摔傷了。」那當他需要去運動時，便需要有對應的方式，要有人隨時陪伴，活動內容須經過量身設計、以及要有安全的硬體器材設施來配合。這些在台灣目前通通很難做到，那乾脆不要做了嗎？當然不行，對於老人行動能力的提升，衛生主管機關和醫界，仍有很大的空間要努力。

第四章

肌少症的治療

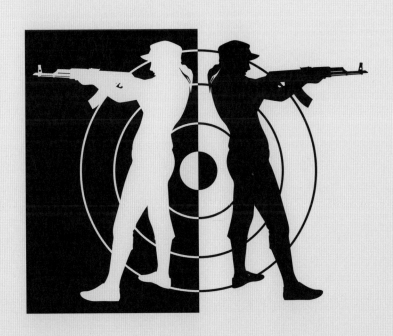

肌少症的治療，目前採用方式有：幹細胞療法、胎盤素療法；而藥物使用方面，則選擇血管張力素轉換酶抑制劑（ACEI）、男性荷爾蒙、生長激素、及荷爾蒙的衍生產品。

關於幹細胞

　　醫學界對於肌少症的治療還在發展中，在人體實驗管制寬鬆的墨西哥，有用幹細胞來治療肌少症的研究。

　　幹細胞在理論上是分化力很強的細胞，用在肌少症治療過程中，用的是已經稍微比較分化到肌肉方向的幹細胞，是屬於分化方向比較確定的幹細胞，而不屬於那種原始力量最強大的，這種骨骼肌的幹細胞名稱叫做「衛星細胞」，有許多衛星細胞聚集在骨骼肌附近，作為骨骼肌製造的來源。

　　人類正常在六七十歲以前，假設沒有生什麼病，其實肌肉的幹細胞質量都很穩定。但是一過了年紀的門檻，肌肉的幹細胞數量就往下掉。除非生病，特別是跟胰島素的抗性有關的，或是跟慢性發炎有關的，會讓幹細胞加速死亡，便可能在比較年輕的時候，肌肉幹細胞數量就提早下

降。

　　肌肉組織是一個動態平衡的器官，有流失也有補充，流失掉的是蛋白質，補充回來需要蛋白質再加上幹細胞。可是年過六七十歲之後，肌肉的幹細胞數量減少，想要再增加肌肉的質量就不太容易。墨西哥的這種幹細胞治療法，看起來應該是合理、有幫助的，但明確研究報告還沒正式發表，不知道最後用於人體的結果是否能如預期。

「難以拿捏」是幹細胞應用研究的困難

　　以現在醫學水準來講，要分離出肌肉的幹細胞是不困難的，難在把這分離出來的肌肉幹細胞打回去之後，會不會出什麼問題？即便是自體分離出來的幹細胞也一樣。現在自體預留下來的幹細胞，日後生化科技更發達後，也許幹細胞就什麼都可以挽救，問題是在誘導長回去的過程，一定要加個什麼東西，去誘導它往所想要的器官或組織方向走，這是需要耗時費力仔細去做人體試驗，來佐證是否與預期有差的。

　　目前許多收集幹細胞並妥善儲存的生技廠商，都以號稱「以備不時之需」來宣傳號召，可是等到「不時之需」時，

目前還是沒有辦法把幹細胞變成一顆人體所需的器官。現在大家談到幹細胞，大部分是取自臍帶血留下的，其實成人也是可以，成人幹細胞有幾個地方有，包括了周邊血的幹細胞，骨髓裡面有，牙髓裡面也有，現在另有一種全新技術，已經可以從已發育成熟的細胞，變回到幹細胞。

「從已發育成熟的細胞，變回到幹細胞」就是這種技術的特殊性，然而這種過程還是有一定的風險，就是幹細胞活力太強了，打回去人體後有不少研究都變成癌症。因為這種幹細胞太活潑了，變化的機率很大。「難以拿捏」就是幹細胞應用研究的困難。留下自身的幹細胞，到底有什麼用處？就現在來講，還說不明確用處所在。

病理因素的人，怎麼練都練不回肌肉來，因為他的幹細胞沒了，而幹細胞沒了，當然就救都救不回來。所以有醫師把幹細胞打回病人身上，去增加他的肌肉的量，感覺上是合理的。有爭議的問題點是：

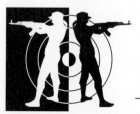

一般人認知的幹細胞儲存，並沒有把真相弄清楚，坊間現在談的幹細胞應該是有兩種：一種是臍帶血幹細胞，一種是周邊血幹細胞。

臍帶血幹細胞量太少，因為臍帶血的量本來就不多，分離出來的幹細胞當然不會多。舉骨髓移植為例，很多人花大錢去儲存幹細胞，都是為了有朝一日萬一需要可以有備無患。一般最直接可能用到的是骨髓移植，比如說血癌的病患要骨髓移植，往往一份臍帶血是不夠的，實際上都還是要再做配對。也就是說，當把全身這些骨髓的癌細胞都殺光後，移植需要的量，無論病人之前有沒有儲存幹細胞，都要再去配對尋找更多的捐贈者，才能夠得到足夠的幹細胞份量來接受治療。

所以有沒有事先儲存臍帶血，並不會完全改變治療過程，只是說，至少病人不用太擔心，起碼已經先有一部分幹細胞的份量了。處理幹細胞的技術困難在於沒有辦法把

它擴大,臍帶血幹細胞就只有這麼多的量,目前應用技術把幹細胞數量放大的應用都還讓人擔心。

至於周邊血的幹細胞,活性比較低,我們人的幹細胞,活性最好的是胚胎幹細胞,是受精卵剛開始分化,那是幹細胞最強的時候。受精卵本身只是一個細胞,但它要分化成一個完整的小嬰兒全身,所以胚胎幹細胞的分化能力是最強的,可是我們拿不到胚胎幹細胞,因為如果拿得到胚胎幹細胞,這個受精卵原本要開始的生命分化,就因被拿出而死掉,這是眼下醫學也無解的。

幹細胞最源頭的胚胎幹細胞是萬能的,可以分化成心臟、肺臟等五臟六腑及其他人體所需的每項組成。為了要治療肌少症,醫師可以取肌肉的那部分幹細胞來使用,相對來講,這部分的幹細胞分化能力沒有那麼強。即便是如此,因為周邊血的活性比較低,臍帶血的量又不太夠,所以還要做些加工以供臨床應用。

以現在的醫學而言,真的不會單純只靠幹細胞,就可以治療所有的病症,因為都還需要加工;比如說臍帶血幹細胞,必須要誘發它往肌肉分化的方向生長,才可以變成治療肌少症要的東西,光靠幹細胞本身是不夠,還要加上

後面的技術叫組織工程。可是還有點爭議，有些新的技術可以把已經分化完成的細胞，加工之後讓它回到最原始的胚胎幹細胞，但是這有個壞處，就是它長回去的這個原始細胞活性仍然太強了。

過去的研究發現在動物實驗上，實驗老鼠在中風時，把幹細胞打到腦部中風的區域，希望用幹細胞來救腦，在急性中風的時候搶救回來。很爭議的部分是在於這個全新的技術，分化能力太強了。研究結果發現，這些老鼠雖然中風的肢體活動真的有進步，可是最後都長出腦瘤，因為回到最原始的胚胎幹細胞，分化能力太強了。

所以現在對於這技術的控制，是要控制幹細胞能分化得「恰到好處」，修復能力要有、但也不要超過，現在這個控制能力，是一個最大的難題。醫師希望幹細胞越強越好，可是又希望它是可以「接受管控」在一定的範圍內，這是最難、最有待克服的地方。

2011 年有個報導，瑞典有人用這幹細胞技術與組織功能合成了一個氣管，可以讓有些人因病切掉氣管時，用自己幹細胞合成的氣管做移植，這樣的技術，在未來應是還有很大發展空間的。

藥物的選擇

　　對於肌少症的介入，運動跟蛋白質補充，是目前證據上最直接有效的處理方式。基本上，肌少症還不是被定義為一個疾病，理論上沒有什麼特殊的用藥，不過現在有一些發展中的藥品，是針對肌少症做考量的。

血管張力素轉換酶抑制劑

　　目前醫界發現，有某一類的高血壓藥叫做「血管張力素轉換酶抑制劑（ACEI）」，研究指出，在治療高血壓的過程當中，使用這類藥物的病人，相對於使用別的藥物來講，肌肉力量變比較好。所以開始有一些動物實驗陸陸續續都在探討，慢慢發現其實潛在可能主要是這個藥物跟肌肉之間有一些交互作用。

　　比如說肌少症的病人，常常胰島素能量的代謝比較不

好，會有胰島素的抗性，但發現這一類的藥能夠改善胰島素的抗性，除了單純的降血壓外，額外在肌肉跟能量代謝的部分會產生一些改善，所以對現有在服用這類藥物的病人而言，可能是有一點幫助。

男性荷爾蒙

目前對肌少症比較有明確效用的，還有一樣是「男性荷爾蒙」，然而荷爾蒙在使用上，會有一些我們擔心的地方。以男性來講，使用男性荷爾蒙最終極的疑慮，是增加罹患攝護腺癌的風險！到目前為止，談到男性更年期，不免會提到補充男性荷爾蒙，但男性更年期是一件很複雜的事；若單純從男性荷爾蒙補充來看，肌肉質量是有增加，可是目前造成攝護腺癌的疑慮尚未被釐清。

荷爾蒙一類的藥物對心血管疾病有些保護作用，尤其是女性荷爾蒙，是有一些保護效果的；女性更年期之後心血管疾病會大幅上升，與女性荷爾蒙的保護沒有了，可能是有關係的。

每一個人身上都有男性荷爾蒙和女性荷爾蒙，只是存在比例的問題，以女性來講，當更年期過後其實身上的女

性荷爾蒙已經很低了，有的荷爾蒙其實都是男性荷爾蒙。男性荷爾蒙有它一定的效果，像是體力的來源、精神、跟肌肉的力量，坊間確實有些醫生，當老先生老太太來看診，抱怨很沒精神、全身沒力，就幫打一針荷爾蒙，可以讓症狀獲得舒緩治療。

　　男性荷爾蒙還有分效力很強的、效力普通的等等，這種坊間使用的荷爾蒙，又有一點點類似類固醇。這幾種荷爾蒙在結構上都很像，所以在打了之後，精神元氣會比較有好轉的感覺是確實的。坊間有一些醫生，因為健保沒有給付這項，他們會建議老人家自費打打看，是不是體力精神比較好。

生長激素

　　雖然這比較不屬常規的治療，在國外有醫師用生長激素，在做進一步的研究。因為伴隨著老化到一個程度，生長激素的量就降很低，在補充生長激素之後，發現人的身體組成，老化的現象有一些扭轉，所以補充生長激素的人，肌肉的質量有所增加。

　　脂肪的量有減少，皮膚的厚度有增加，這都是我們認

為在老化過程當中生長激素可以反轉的幾個特性。可是也沒有完全好的反轉，因為研究發現，如果單純只是去補充生長激素，肌肉的量雖然增加了，可是肌力卻沒有增加。

理論上人是一個複雜的生物，不是一個單一做法就可以去解決先天人體的組成，所以假設到最後，生長激素應用是有效的時候，應該還必須要加上運動，一定要有完整的配套方式，才能完善的去解決肌少症問題。

荷爾蒙類的衍生產品

女性荷爾蒙有一些好處，包括解決更年期的症狀，特別是在骨質疏鬆的部分，但長期使用久了，會增加子宮內膜癌、乳癌的機會，甚至連心血管疾病確實也增加風險。所以後來醫藥界就發明了一種新藥，雖然還是女性荷爾蒙這一類的衍生產品，但單純的只針對骨質疏鬆的部分有作用。

這樣的新藥，是選擇有效的部分、避免對於可能產生副作用的部分。但男性荷爾蒙的衍生性藥物，現在歐洲在做臨床藥物試驗，希望新藥能避掉對攝護腺的刺激，保留男性荷爾蒙對肌肉增長的效果。大部分人年紀大了容易有

心血管疾病，所以使用心血管疾病的藥物機率不小。變成醫師在治療的選擇方面，假設這個病人有心血管疾病，醫師們便會先選有額外好處、可能會增加肌肉力量的荷爾蒙類的藥物。

就臨床上來看，其實單靠補充某一種藥物，是很難完全達到預期改善肌少症效果的，勢必還是要加入運動跟蛋白質的補充。肌少症尚未被定義成疾病，是因為雖然正常人都會老，但就肌少症本身來講，仍有一定程度上的差異，到什麼程度需要使用藥物去治療？什麼程度是用營養補充跟運動就可以防範的？是醫界正在努力釐清的。

針對肌肉過去的研究發現，有個成分白胺酸很有效，在美國有單純使用白胺酸去做的保養品、保健食品，但價格非常昂貴。現在最純針對肌肉的補充，只補充單一的胺基酸，便獨有白胺酸，以及其前趨有效物質。

關於胎盤素

　　胎盤素的問題，先撇開合不合法，問題是胎盤素裡面
萃取出來的成分，大部分都是荷爾蒙，可是胎盤素是一個
比較雜的荷爾蒙，裡面有三個相當嚴肅的問題，以臨床治
療病人來講：

● 成分不純
人類的胎盤和目前萃取自動物的胎盤是有差別的。

● 品管不穩定
動物身上得來成分含量不好掌控，品質不是穩定的。

● 有傳染性疾病的問題
　　現在當然沒有用「人」的胎盤來取得胎盤素，來源大
多是豬胎盤或其他動物胎盤，哪一天有個什麼怪病會跑出
來，現在不知道，但已經很多人打習慣了；這種用不同動
物去提煉出來的胎盤素，都是比較有潛在風險的。至於這

種胎盤素到底合法或不合法？當然不合法！

　　台灣有所謂合法的胎盤素，其實注射的不是胎盤素，而是單一成分的荷爾蒙，號稱就是胎盤素。所以持平來講，胎盤素可能對於上年紀的人是有幫助的，有些病人會說：「去打胎盤素雖然很貴，但覺得身體變年輕、皮膚變好，比較有精神。」

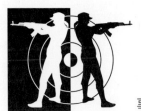

　　事實上，胎盤素這類產品是一堆荷爾蒙的集合，之所以不合法，是沒有經過像藥品一樣的認證、檢驗、做人體實驗過，沒有一個十分嚴謹的製作過程把關，就不能成為一項經過確認許可的醫藥等級產品。

　　目前的說法是，這種從豬的胎盤去萃取出來的胎盤素，不容易被登記為藥物，因為現在的藥物管制，都要求成分、療效、期限等各方面要很清楚，以目前坊間合法被

使用的胎盤素，是在注射單方這幾種的荷爾蒙。以西藥的製藥概念，沒有認證、檢驗、做過人體實驗，是拿不到藥物的許可證，怎麼能界定它是一種藥物？它每一個成分、內容、製成過程，也都並不清楚，只是坊間應市場大量需求，就統稱這叫「胎盤素」。

　　假如是真正的胎盤素，風險一樣是很大，不知道哪一天在動物身上會有什麼新的疾病產生？我們現在不知道，還沒發現；現在新興的傳染病，沒隔幾年就多蹦一個出來，過幾年又多一個聽都沒聽過的病冒出來。目前這些胎盤素供應商去收養殖場的豬胎盤，拿去萃取，理論上養殖場應該都是乾淨的，可是就不曉得哪一天，忽然冒出一個什麼意外的疾病出來。

全面的健康

　　年輕健康的身體，骨頭和肌肉會隨著體重增加，並且能夠相輔相成，使脂肪、肌肉和骨頭達到一個穩定的平衡。然而停經後的婦女，當體重增加時，其實是增加了許多脂肪組織，降低了肌肉組織的比例。

　　當脂肪組織增加時，有研究指出，可能因為臀部的緩衝協助，使髖骨骨折的機率下降，但也有其他研究認為，當脂肪組織增加時，四肢的骨折機率其實是增加的。對體重過重的人，不當減重會增加骨質流失，但是若減重是從飲食控制和運動來著手，則會增加肌肉力量，反而是可以減少骨質的流失。

　　對任何人來說，養成持之以恆的運動習慣，擁有積極陽光的心理層面，不但可改善心態、情緒，若是生病了，在緩解疼痛方面，也很有幫助。對老年人來說，若能提升

食慾與進食狀況，改善了營養，同步也能改善腸胃功能、睡眠狀況、以及減少藥物的使用。

　　健康體適能的認定，在於有足夠的能耐，去完成日常生活中的各項活動，降低慢性病發生風險的能力。這其中包括了心肺耐力、肌耐力、肌力、柔軟度，和最好的身體組成。至於運動賽事追求更好的敏捷性、平衡感、協調性、速度、爆發力、反應時間……與健康及疾病預防，關係不大。

　　以心肺的適能來說，要能延長各大肌群持續費力的工作能力，這叫「有氧性適能」。是以呼吸和循環系統去調整和恢復在快走、跑步、游泳、騎腳踏車等活動時的持續能力。而好的身體組成，指的是相關的體脂、瘦肉組織、肌肉、骨骼、皮膚、血液和其他非脂肪組織，能有對的百分比，能同時維持在正常的範圍。

　　人體關節可以活動的最大範圍，例如坐在地板上，兩腳伸直，手能否觸摸到腳趾，就與一個人的柔軟度有關。當身體最大的力量，用於能抵抗忍受的運動，例如以推舉、蹲舉等方式舉重，便與肌力有關。而在做抓舉、坐舉或舉重時能做幾次、多少回，就與肌耐力的重複有關。

　　談到有關肌肉的營養，足夠的熱量與蛋白質是重要的，其他營養素如維生素 D、白胺酸（Leucine）及肌酸酐（creatinine）也有助肌肉生成。蛋白質及熱量的需要依體位及體重做不同建議，標準體位以目前體重計算，如爲肥胖體位，則需以調整的體重估算。

　　對於肌少症患者，建議蛋白質攝取量：每天、每公斤體重需要量爲 1-1.5 克，例如 150 公分，50 公斤的女性老人家，每天的熱量需要量約 1500-1600 大卡、蛋白質約 50-75 公克。那麼她可選擇的一日飲食分配爲：

食物	份數	蛋白質（公克）	熱量（大卡）
奶類（低脂）	2	16	240
蛋豆魚肉類（中脂）	3.5	24.5	262.5
蛋豆魚肉類（低脂）	1.5	10.5	82.5
五穀根莖類	8	16	560
蔬菜類	4	4	100
水果類	2	—	120
油脂與堅果種子類	5	0	225
總計		71	1590

蛋白質的主要來源爲蛋和奶類、黃豆製品、魚、肉類

中豬、牛、羊、雞等禽畜,這些都是具有高生物價蛋白質的食物,需佔蛋白質攝取的一半以上。主食類如:米、麵,根莖食物比如地瓜、芋頭、南瓜及馬鈴薯等,還有蔬菜、水果中也含有少量的蛋白質。

一杯牛奶(240 毫升)或 3 湯匙的沖泡奶粉,可提供 8 公克蛋白質,每兩(約 35 公克)肉、魚類(含海鮮)可提供 7 公克蛋白質,一個蛋或黃豆製品(黃豆 20 公克、一塊傳統豆腐約 80 公克、盒裝豆腐半盒、2 片黃豆干約 35 公克或豆漿 260 毫升)也可提供 7 公克蛋白質。

維生素 D 豐富的食物有乳製品、蛋黃、深海魚類、肝臟。高生物價蛋白質豐富的食物,均富含白胺酸,如肉、魚、豆、蛋,乳清蛋白中白胺酸含量豐富,但一般天然乳製品蛋白質以酪蛋白為主,其中乳清蛋白只佔約 20%。肌酸也存在於富含蛋白質的食物中。

每天飲食中,攝取 2 杯(1 杯 240 毫升)的低脂奶、3-5 份高生物價蛋白質食物(如豆、蛋、魚、肉等)及 2-3 碗飯,再搭配蔬菜、水果即可達到 50 公斤女性每天、每公斤體重需要量為 1-1.5 公克蛋白質建議。但若有肝腎功能障礙之老人,需諮詢營養師個別的需要量。

高齡食譜範例

早餐

地瓜稀飯

- 地瓜 55 公克、白米 20 公克。

- 地瓜洗淨去皮切塊。

- 米浸泡約 30 分鐘後，加水與地瓜一同熬煮成粥。

破布子豆包

- 白豆包 30 公克、破布子 5 公克、九層塔少許、醬油及油各 3 公克。

- 白豆包切條狀。

- 熱油炒香破布子，加入白豆包拌炒調味，起鍋前加入切碎九層塔增加香氣。

番茄炒蛋

- 雞蛋30公克、番茄30公克、鹽1公克、油3公克。

- 番茄切碎丁，蛋去殼打散。

- 番茄放入油鍋中稍微炒軟，加入蛋液、調味料炒至蛋液凝固。

芝麻菠菜

- 菠菜 70 公克、芝麻 1 公克、鹽 1 公克。
- 菠菜用水川燙至軟，加入鹽調味，起鍋擺盤撒上熟芝麻。

早點

奇異果牛奶

- 低脂奶 240 公克、奇異果 125 公克。
- 奇異果洗淨切塊，與牛奶放入果汁機攪打至質地均勻。

午餐

五穀飯

- 五穀米 60 公克。
- 五穀米洗淨，浸泡約 30 分鐘後加水煮成飯。

香煎鮮魚

- 鮭魚 40 公克、油 3 公克、鹽 1 公克。
- 鮭魚洗淨加鹽調味，熱油後，將鮭魚放入鍋內煎至雙面金黃。

黃瓜雞片

- 大黃瓜 30 公克、木耳 10 公克、雞胸肉 15 公克、

腰果（丁）3 公克、油 3 公克、鹽 1 公克、太白粉
2 公克。

- 大黃瓜、木耳洗淨切片，腰果烤熟切碎丁，備用。
- 雞胸肉切片用鹽略醃，拌抓太白粉。
- 熱油後，放入雞胸肉片炒熟盛起，續加入大黃瓜、
  木耳片炒熟，起鍋前加入雞胸肉片及調味料拌炒。
- 起鍋盛盤撒上碎腰果丁。

開陽白菜

- 大白菜60公克、蝦米3公克、油3公克、鹽1公克。
- 大白菜洗淨切成小片，蝦米洗淨備用。
- 熱油炒香蝦米，放入大白菜加水調味燜軟即可。

涼拌秋葵

- 黃秋葵 50 公克、日式和風醬油 5 公克
- 秋葵洗淨川燙後，放涼切小段盛盤，食用前淋上醬
  油調味。

午點

水果

- 例如木瓜 120 公克。

晚餐

薏仁飯

- 薏仁 10 公克、白米 30 公克。
- 薏仁洗淨浸泡隔夜備用。
- 白米洗淨後，浸泡約 30 分鐘後與薏仁加水煮成飯。

胡蘿蔔燉肉

- 洋蔥 10 公克、胡蘿蔔 30 公克、豬後腿肉 40 公克、油 2 公克、醬油 10 公克。
- 洋蔥、胡蘿蔔洗淨去皮、切粗丁，豬後腿肉切成適口大小備用。
- 洋蔥放入油鍋內爆香，加入後腿肉拌炒，加入胡蘿蔔、適量水及調味料燉煮至軟。

蚵仔豆腐

- 傳統豆腐 20 公克、蚵仔 32 公克、薑絲 2 公克、鹽 1 公克、太白粉 3 公克。
- 蚵仔以清水洗淨、瀝乾後拌抓太白粉。
- 油鍋炒香薑絲，放入豆腐、蚵仔及少許水煮滾調味起鍋。

莧菜

- 莧菜 60 公克、蒜頭 3 公克、鹽 1 公克、油 2 公克。
- 莧菜洗淨,切適當長度,蒜頭洗淨去皮切碎丁。
- 熱油加入蒜末及莧菜拌炒,調味起鍋。

烤三菇

- 秀珍菇 20 公克、杏鮑菇 20 公克、生香菇 10 公克、胡椒、鹽各 1 公克。
- 秀珍菇、杏鮑菇及生香菇洗淨切小片。
- 裝盤、加入調味料,覆蓋錫箔紙放入烤箱烤熟。

芝麻糊牛奶

- 黑芝麻粉 4 公克、雜糧粉 20 公克、牛奶 240 公克。
- 鮮奶加入雜糧粉及黑芝麻粉拌勻。

第五章

運動要有方法

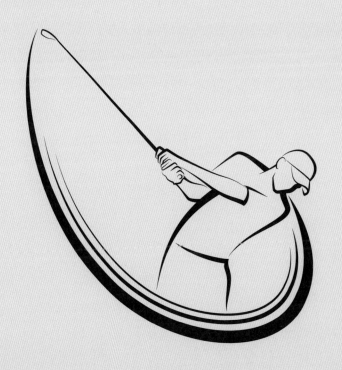

當越活越久時，就更有必要探討運動與身體活動、生活品質與身體功能，及獨立生活等各個層面對老年人的健康影響。

　　台灣約有四分之三的人沒有規律運動習慣，規律運動不但可增加2-3年平均壽命，減少失能的發生達15年之久，除了提升體能與自覺健康狀況外，還能顯著減少心血管疾病的死亡率，並顯著改善疼痛的感覺。

三種必要的運動

　　任何年齡，每個人每天都該維持有 30-60 分鐘中等程度的運動，身體的筋骨活動，並不需很激烈去做才能獲得健康成效，許多人將運動融入生活中，讓習慣成自然，就是很好的健康養成，特別是 65 歲以上的銀髮族。

　　規律運動可以改善許多心理困境，保留認知功能，減低沮喪症狀或行為發生；許多與老化有關的功能性退化，透過運動能改善身體的柔軟度，增加姿勢的穩定性；改善骨質健康或密度，減少骨質疏鬆症的危險因素，降低跌倒和相關傷害的危險性。重要的是能帶來更健康、獨立的生活方式，改善身體功能與日常生活品質。

對老人家來說，有氧運動、低阻抗運動，以及保持柔軟度與平衡的這三項運動，是非常必要的。

沒有運動習慣的老人，有氧適能的衰退幅度，是有運動者的兩倍，所以老年人應多接受耐力或阻力性的運動訓練，常做增加柔軟度的伸展操，才會有能力在意外發生時，有較靈活的應變能力。

建議老年人在運動前，先讓醫師做健康檢查，尤其如果選擇的運動是較激烈的，指的是超出平時走路或爬樓梯時喘的程度。醫師要做的健康檢查項目主要可能針對心肺功能檢測，以確保老年人運動的安全。如果運動屬於較低強度的，不超出平時走路或爬樓梯喘的程度，仍然可以先諮詢過醫師，並了解自己的身體狀況比較安全。

若是關節有問題的老人，宜做不負重或低負重運動，像騎腳踏車、屈膝仰臥起坐等地板運動。每個人對運動的

反應皆不相同，在做不同運動時，如果覺得不適時，要立
即停止運動，若現場有人，要馬上告知求援。

老年人功能性體適能測驗評估

● 身體組成

測身體質量指數（BMI）、腰圍或做身體組成分析。

● 下肢肌耐力

＊坐姿瞬間起立、做 20 秒的膝蓋屈伸、膝蓋需要
能彎曲 90 度。

＊30 秒椅子站立測驗。

● 上肢肌耐力

肱二頭肌手臂屈舉，測握力剩多少；30 秒鐘臂屈
舉啞鈴測試，男性使用 8 磅重、女性使用 5 磅重的
啞鈴。

● 心肺耐力

＊2 分鐘原地踏步，膝蓋抬起高度需使大腿與地平
行，計算 2 分鐘能做幾次踏步動作。

＊3 分鐘爬樓梯測驗。

＊走路 6 分鐘測行走距離。

- **上肢柔軟度**

  抓背測驗。

- **下肢柔軟度**

  坐在椅子上，上半身坐姿向前彎；起身再以站立姿勢前彎。

- **靜態平衡**

  閉上眼睛，30 秒單腳站立。

- **敏捷性**

  8 英尺（約 244 公分）椅子坐起繞物測驗。

- **含視覺刺激的全身反應測驗**

  例如看運動相關的遊戲畫面並做出反應。

- **生物電阻儀器測量身體組成**

  最常見的就是站立式體脂機，測量身體各種組織組成的比例，例如體脂肪或肌肉量。

老年人健康狀況與功能性體適能評量表

一、基本資料

姓名：_____　性別：□男__□女__ 年齡：____歲

二、疾病史

您是否罹患以下疾病：

□無 □有，□高血壓 □糖尿病 □心臟病

□其他_____

三、測量結果

項目	成績
身高	_____公分
體重	_____公斤
血壓	_____ / _____mmHg
身體質量指數	_____kg/m^2
腰圍	_____公分
30 秒椅子站立測驗	_____次
肱二頭肌手臂屈舉	慣用手□左 □右_____次
2 分鐘原地踏步	_____次
6 分鐘走	_____公尺
椅子坐姿體前彎	左___吋 / 右___吋
30 秒單腳站立	_____秒（最多 30 秒）
抓背測驗	左_____吋 / 右_____吋
8 英尺椅子坐起繞物	_____秒_____秒 最佳值_____秒

資料來源：中華民國有氧體適能運動協會

　　老年人在做測驗前，要過濾幾種狀況：有骨骼關節疾病、心血管疾病、無法控制高血壓，或運動時會有頭暈現象的人，醫師是不鼓勵參加測驗的，這些動作若是會讓有些老人家緊張，測驗前可以先練習幾天。

加強心血管功能的有氧運動

　　有氧運動可以減少脂肪組織的浸潤，增進心肺功能；有氧性的運動是將大肌肉有節奏的運動融入生活中。主要在於提升心肺功能、改善血液循環，例如快步行走、游泳、騎腳踏車等等都是很生活化也不難做到的。

　　老年人的長期有氧運動效果其實和年輕人一樣，可增加10-30%的最大攝氧量，一般而言，女性朋友可能需要更大強度、更長時間的訓練。心血管疾病是老年人死亡主要原因之一，耐力訓練與降低胰島素濃度有關，可以改善葡萄糖的耐受度與胰島素的敏感度，低強度的有氧運動例如快走、慢跑，對老年人的血壓降低有效，當然也對身體組成會有所改善。

坐在椅上的有氧運動範例

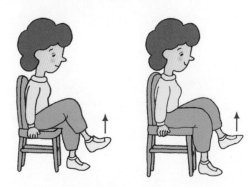

● 抬高 90 度，左右腳輪流做 8 次。

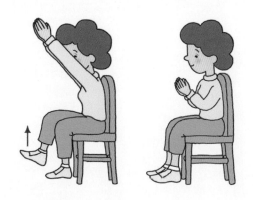

● 合掌，向前伸，舉過肩高。
● 兩腳輪流抬高 90 度。
● 交替做 8 次。

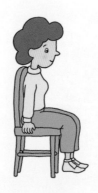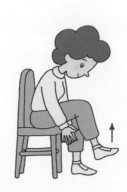

- 先一腳抬高過膝。
- 雙手拍掌合於大腿下。
- 兩腳輪流抬高，雙手拍掌於大腿下，各做 8 次。

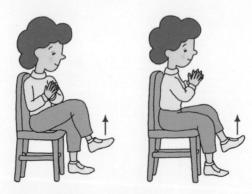

- 右腳抬高過膝，右邊拍掌。
- 左腳抬高過膝，左邊拍掌。
- 左右輪流，各做 8 次。

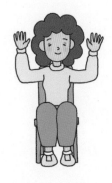 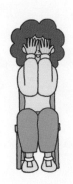

- 雙腳併攏。
- 雙掌覆蓋雙眼。
- 雙掌外開與眼同高，做 8 次。

行走的有氧運動範例

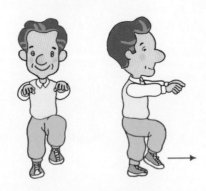

- 原地踏步 4 次，向前走 4 步。
- 手部動作：雙手向前伸展。

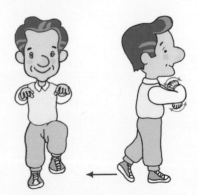

- 原地踏步 4 次，向後走四步。
- 手部動作：手肘彎曲，用前臂在胸前繞圈。

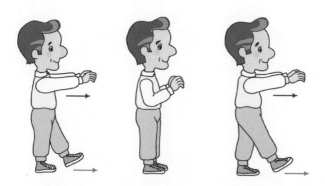

- 左腳向前伸，用腳跟輕點前方地面，然後回到起始姿勢。
- 換右腳跟向前伸展，再回到起始姿勢。
- 重複4次。

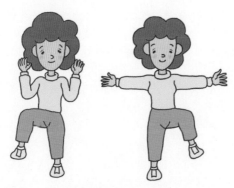

- 向右移4步，接著向左移4步。
- 手部動作：雙手臂彎曲接著向兩側伸展。

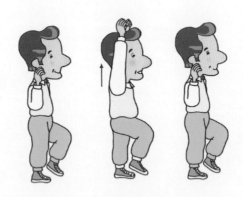

● 小踏步向前走4步，接著向後退4步。
● 手部動作：雙手與肩同高，向上伸展、放下。

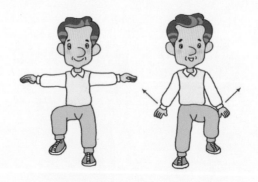

● 右移4步，接著向左移4步。
● 手部動作：雙手放鬆下垂，接著上舉至肩同高。

增加肌肉強度的阻抗運動

阻力或重量訓練，用意在改善老年人的肌肉質量與功能，肌力與我們身體功能有關，像走路的速度或能力。人到老年肌肉的質量一直在流失，50 歲到 70 歲之間，肌力減少約 30%，便是由於肌纖維逐漸的流失。

剛開始運動或很久沒有運動的老人，應由較低的運動強度開始，運動強度可由測量脈搏得知，不建議一下子就從事激烈運動。比如每個星期，能夠每天或連續幾天，都從事中度的運動，像快走30分鐘，也算是一個好的開始。

增加柔軟度與平衡的運動

降低跌倒發生率對老年人來說相當重要，10% 老人的跌倒會造成腦出血或各種的外傷，其中至少有 3% 會發生骨折，老年人的髖關節骨折，高達 95% 以上是由跌倒所造成。與同年齡的老人相較之下，髖關節骨折病患在跌倒後的一年內，死亡機率要多高出 20% 以上。

老人家跌倒在心理上，會造成因為喪失自信，而自動減少日常生活上的活動量，害怕再次跌倒後便無法再站起

來，相對的會讓生活品質越往下降。

可在日常練習的平衡運動：

- 先站穩，再閉上雙眼，雙腳與肩同寬。
- 雙腳併攏站立，可睜眼或閉眼。
- 一腳跟碰另一腳尖站立。
- 單腳站立。

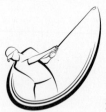

造成跌倒的危險因子

- 年齡大於 65 歲，特別是女性。
- 下肢無力或握力不足。
- 步態或是平衡不穩，鞋類的選擇被輕忽。
- 行走情況太急。
- 體重過輕。
- 日常生活功能缺損。
- 認知功能下降。
- 過去有跌倒史。

- 大量飲酒。
- 使用精神情緒藥物，或是多重用藥。
- 各種慢性病，如帕金森氏症、腦中風、高血壓等
  等。

運動處方

　　希望老人家在做運動這件事上，能夠選擇比較容易將運動融入生活的項目，以期運動的頻率每週至少 5 天以上。持續時間以每次 20-40 分鐘的有氧或耐力性活動為佳，體能或健康較差的人，可從事 10-15 分鐘較短時間的運動，但次數建議增加，比如說每天多做 2-3 次。

　　不論任何年齡層，避免用餐前後一小時內做運動，運動時需考慮個人健康、疾病與體能狀況，設定目標心跳率或代謝等值，這部分若有不懂，可請醫師幫忙協助評估。

　　在光線不良的清晨及黃昏，請注意自身安全，避免受傷及意外發生；運動時不可閉氣、過度換氣、過度伸展或屈曲四肢、脊椎，一旦出現任何身體上的不適，立即停止運動，視情況做運動內容的彈性調整。

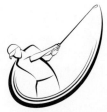

運動前的自我評量

● 胸部頸背在運動時常會疼痛不適嗎？

● 經常會昏眩或運動後感覺無法呼吸嗎？

● 血壓太高，卻沒有加以控制嗎？

● 有骨骼關節問題，例如關節炎？

● 已經超過六十歲而不習慣激烈運動嗎？

● 家族有人有心臟病嗎？

● 有上述未提及的其他健康問題嗎？

　　如果是老年人，有氧運動最好在重量訓練前做，免得重量訓練後，增加有氧訓練對心肺系統的負擔。在做重量訓練時，每個不同動作每次約做 8-15 次；每次運動前，一定要熱身與先做緩和運動。

　　由於老人家的自主神經系統與汗腺功能減退，運動時需特別注意散熱問題，最好安排運動地點在通風的地方，記得多喝水。因為中樞神經系統、視覺、聽覺都比較差

了，老人家不容易記住運動技巧或過程，容易產生挫折感，家人請多予鼓勵。若是長時間的臥床，或整天休息時間比起身活動時間多的老人家，會導致體能退化，更需要鼓勵做簡單規律運動。

老年人運動原則

- 溫和、不激烈。
- 依據個人喜好、環境因素、健康狀況選擇運動項目。
- 對身體各關節不會造成太大負擔。
- 有節奏性的全身性運動。
- 慢性病老年人，應根據個別問題，請醫師及物理治療師設計合適的運動處方。
- 建議的運動項目如：走路、慢跑、游泳、健身腳踏車、柔軟體操、舞蹈、桌球、高爾夫球、太極拳、元極舞、槌球。
- 運動強度在於運動後有舒服的感覺，不會太喘也不會太累。
- 運動時間以每次 20-50 分鐘，每週至少 3 天以上，可採取少量多次，要有規律性。

- 運動前後，記得做暖身及緩和運動。
- 運動量慢慢地增加，主要以增加運動的時間爲主，循序漸進、千萬別逞強。
- 穿著適當的衣服、鞋襪，和其他護具，如護腕、護膝等。
- 酷熱或寒冷，天候不良情形下，不宜做戶外運動。
- 不要單獨行動，結伴而行能彼此照顧。
- 糖尿病患者，避免服藥後或空腹時運動，注意胰島素的注射區，避免皮膚尤其是腳部受傷。
- 高血壓患者，冬天低溫清晨、避免太早出門、注意保暖，運動時不可閉氣，保持呼吸順暢。血壓較不穩定者，應選擇溫和的運動。
- 心臟病患者，運動強度需循序漸進，避免在太冷的天氣運動。
- 骨質疏鬆症患者，適合從事溫和且適當負重的運動注意運動環境的安全，避免跌倒。
- 退化性關節炎患者，不適合爬山、上下長距離階梯、慢跑、打太極拳、打高爾夫球等關節負荷過大的運動，應選擇無負重狀態的運動，如游泳、騎腳

踏車……運動時記得穿著護具。

● 腦中風患者，必須在治療師指導下進行復健運動。

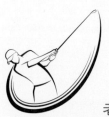

老年人要小心的運動傷害

● 在慢跑、爬山時，注意腳踝韌帶扭傷、足底筋膜炎、膝軟骨組織受傷。

● 游泳時注意頸部、肩關節病變、旋轉肌腱炎、背部肌肉拉傷、髖關節韌帶或膝關節軟骨組織受傷。

● 踩健身腳踏車時，小心大腿肌肉拉傷、膝關節軟組織受傷。

● 即便是和緩的打太極拳，也要留神膝軟骨組織受傷、腰部肌肉的拉傷。

● 參加舞蹈活動，肩膀肌肉拉傷、腳踝韌帶扭傷都須注意。

● 打高爾夫球時，頸部、肩部、手肘或手腕拉傷或扭傷、足底筋膜炎都要小心。

運動傷害處理

運動傷害的處理有五個步驟，也是「PRICE 口訣」的由來，讓大家知道如何適當地處理撞挫傷、肌肉拉傷、韌帶扭傷等急性骨骼肌肉傷害。

● **Protection 保護**

傷害發生時，第一個處理原則是保護受傷的部位，將受傷部位固定，以免加重傷害程度。

● **Rest 休息**

受傷後要停止受傷部位的活動，必要時可使用適當的支撐。沒有醫生的檢查與許可，不應再從事激烈活動，養傷之外，避免因刺激而使傷勢惡化。

● **Ice 冰敷**

受傷初期藉由冰敷能使血管收縮，減緩血液循環速度，並減少組織液滲出，進而達到控制受傷部位的腫脹、

疼痛及痙攣，因為受傷部位的腫脹程度，會影響復原所需時間的長短。

　　DIY 簡易冰敷袋製作時，在塑膠袋或冰敷袋放入碎冰塊，記得要加入少量的水，綁緊袋口即可。若一時間找不到放置冰塊的袋子，用濕毛巾包裹冰塊也可應急。

　　冰敷袋放在受傷部位後，每次冰敷時間 15-20 分鐘，48 小時內每隔 2-3 小時冰敷一次；冰敷袋每次使用不要超過 30 分鐘，以免發生凍傷或神經傷害。冰敷時皮膚的感覺會覺得冷、疼痛、灼熱、麻木，當皮膚有麻木感覺時，應移開冰敷袋。但有循環系統疾病的人，切記就不建議使用冰敷。

● Compression 壓迫

　　通常是以彈性繃帶，包紮於受傷部位做局部壓迫，以減少內部出血與組織液滲出，也具有控制傷害部位腫脹的功效。

　　使用彈性繃帶做包紮壓迫時，要以螺旋狀方式平均施加壓力，並從肢體末端往近端的方向包紮，當纏繞到受傷部位時可以稍微加點壓力。使用彈繃時要隨時觀察傷者的腳指或手指皮膚顏色，如果有疼痛感、皮膚變色、刺痛等

症狀，表示彈繃纏繞得太緊了，應解開彈繃重新包紮。

● **Elevation 抬高**

在幫傷者把受傷部位抬高時，原則上要高過於心臟，目的在幫助積聚於受傷部位的血液、組織液能回流，避免受傷部位的過度腫脹，這個動作可與冰敷、壓迫同時一起進行。

受傷後 1-2 週內，若症狀尙未減輕，導致無法恢復原有功能時，不能再拖延，必須立即至醫院就診，尋求專業醫療人員的協助。受傷後 4-6 週內，算進入恢復期，需注意受傷部位的保護，避免復發或再次受傷。

避免受傷的暖身運動

暖身頸、肩、胸、上肢、髖部、下肢

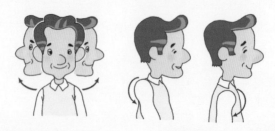

● 頭左右轉一次,轉 4 次;肩左右轉算一次,轉 8 次。

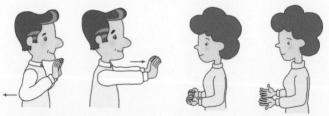

● 雙手與肩同寬推縮 8 次;雙手手肘彎曲 90 度握拳、
  開拳 8 次。

● 先原地踏步 2-3 分鐘，再做伸展運動 10-15 分鐘。

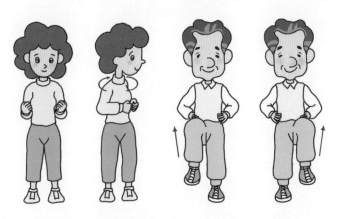

● 左右肩原地轉身。　　● 左右腳原地踏步。

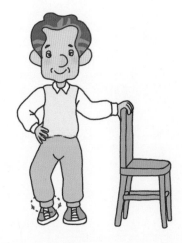

● 將身體穩定支撐好。

● 先抬一腳180度旋轉腳踝。

● 換另一腳踝旋轉 180 度。

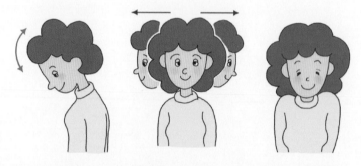

●前後左右緩慢擺頭 10-15 秒。　　●聳肩 10-15 秒。

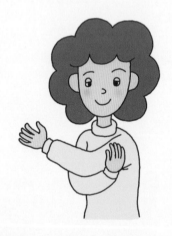

●一手環抱另一手上臂
●左右邊輪流，一次做 10-15 秒。

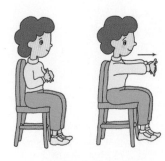

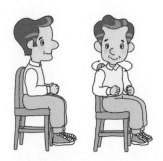

- 手背向內，
  雙手交握於胸前。
- 手心向外推出10-15秒。
- 手心向外推出10-15秒。
- 做2次。

- 坐椅子三分之二。
- 雙手手肘彎曲90度
  握拳。
- 身體緩慢用腰力左
  右旋轉10-15秒，各
  2次。

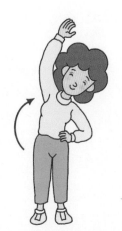

- 一邊手扠腰。
- 左右邊各側彎10-15秒。
- 各做2次。

避免受傷的體適能操

毛巾操

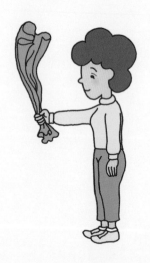

- 一手伸直握住毛巾並快速轉圈，然後換手握毛巾。
- 每邊重複 8-12 次，記得手要伸直。

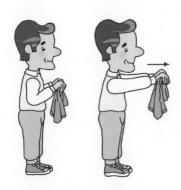

- 雙手向外與肩同寬並拉緊毛巾。
- 向前伸展手臂，重複這個動作 8-12 次。

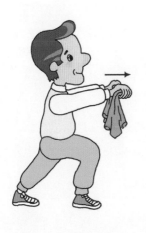

- 右腳向前跨一步，膝蓋微彎，左腳向後伸直。
- 雙手向外拉緊毛巾並向前伸展手臂。
- 回到起始動作並換腳再做一次。
- 兩腳交替重複這個動作 8-12 次。

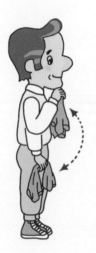

- 右手握住毛巾，彎舉到胸前再放
  下。
- 換左手重複動作。
- 兩手各做一次為一個循環，重複
  8-12 次。

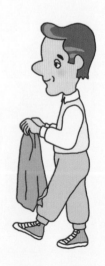

- 雙手在腹部前側握住毛巾，然
  後舉起左腳直到碰到毛巾下
  緣。
- 回復起始姿勢，換右腳上抬並
  重複此動作。
- 兩腳各重複 8-12 次。

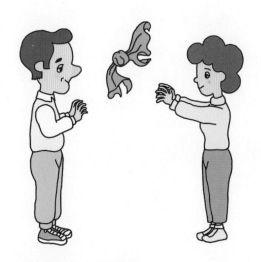

- 與運動夥伴面對面站著。
- 將毛巾打結後互相拋擲 8-12 次。
- 剛開始練習時，短距離的拋擲就足夠了。

靜態平衡訓練

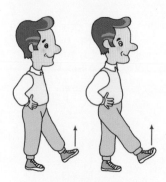

- 雙手叉腰並站直。
- 右腳單腳站穩，把左腳向前方稍微抬高 5 公分，靜止 5-10 秒後慢慢把腳放下。

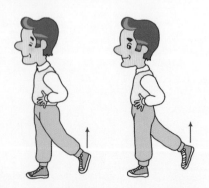

- 兩腳站穩，休息一下，再換腳重複一次。兩腳輪流循環重複約 2-3 次。

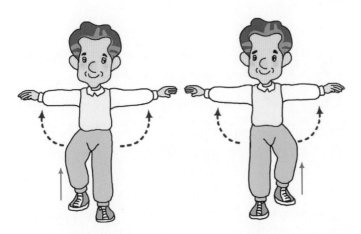

- 採取站立姿勢，雙手平放在身體兩側，慢慢把雙手平舉到肩膀高度。
- 右腳單腳站穩後，左腳向左方稍微抬高 5 公分，靜止 5-10 秒後慢慢把腳放下。
- 兩腳站穩休息一下再換腳重複一次。兩腳輪流循環重複約 2-3 次。

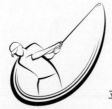

平衡訓練時，身旁可以放置椅子或靠牆壁練習，避免發生跌倒危險。

肌力訓練

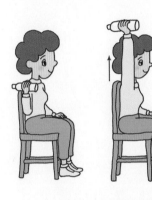

● 事先準備一個寶特瓶，
　裝滿大約500毫升的水。

● 坐椅子上，一手握住寶特瓶身，把手臂抬高並伸
　直手肘。

● 保持這個姿勢5秒，慢慢把手放下。

● 兩手分別重複10次。

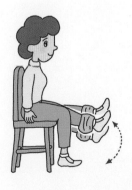

● 坐在椅子上，在左腳踝綁上沙
　包，重約200公克-1公斤，
　視各人體能而定。

● 左腳慢慢向上抬高，伸直膝
　蓋，慢慢把腳放下。

● 兩腳分別重複10次。

緩和運動

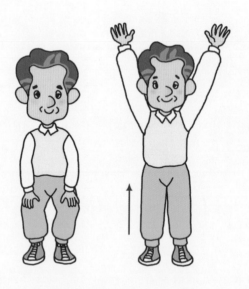

- 採取站姿，雙腳與肩同寬，膝蓋稍微彎曲，雙手自然下垂並放置於身體前方。
- 雙手緩慢上舉並吸氣，當手高舉過頭時把膝蓋打直。
- 慢慢把手放下並吐氣。
- 再回到「膝蓋微彎」的姿勢並重複4-6次。

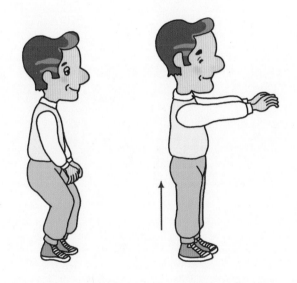

- 採取站姿，雙腳與肩同寬，膝蓋微彎雙手自然下
  垂於身體前方。
- 雙手緩慢上舉並吸氣，手伸展到肩膀高度時打直
  膝蓋。
- 慢慢把手放下並吐氣。
- 再回到「膝蓋微彎」的姿勢並重複4-6次。

國家圖書館出版品預行編目（CIP）資料

最高肌密 / 陳亮恭作.-- 初版.--

臺北市：大塊文化, 2012.11

面；　公分.-- (care ; 22)

ISBN 978-986-213-377-6（平裝）

1.骨骼肌肉系統疾病 2.老化 2.運動健康

416.64　　　　　101020545

CARE
Good Care ,
Good Living

CARE

Good Care ,
Good Living